怪奇醫學研究所

72個顛覆想像的趣味醫學故事

蘇上豪 著

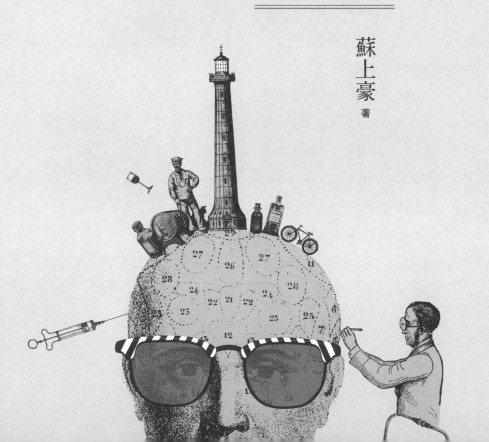

目次

乾貨滿滿，誠意之作

祁立峰（作家／臺灣師範大學國文系教授）

　　「乾貨」這個詞原意是指海鮮脫水風乾後，防腐並減少容納空間，泡開之後又恢復成豐饒的海味佳餚，而到了網路上，則是指一篇文章為專業人士所寫，知識含金量飽滿。蘇上豪醫師的新書《怪奇醫學研究所》，對我來說即是這樣乾貨滿滿、有一說一，誠意拳拳的著作。

　　過去我讀蘇醫師獲金鼎獎的名作《暗黑醫療史》，即對其中西洋醫療史的千奇百怪、考據寫實、帶點血腥卻又充滿時代感的科普介紹嘖嘖稱奇。

　　在本書裡蘇醫師用雜記、短文、隨筆的體裁，寫了 72 則醫療的小故事——而這些醫療歷史小故事，我大多聞所未聞——譬如知名碳酸飲料與鎮定安眠藥的關係；手搖鏈鋸最早是拿來婦產科使用；建康護照、3+11 隔離方式的起源；阿嘉莎・克莉絲蒂、契訶夫這些大作家他們的經歷、醫療知識與生死之謎；甘地與碘鹽、希特勒與沙林毒氣等等的連

結……這段段絮絮都算是硬歷史，但在蘇上豪生花妙筆、如數家珍的敘事裡，班班可考，且頗具深意。

蘇醫師跟我自述他這本新書，類似像宋朝洪邁的《容齋隨筆》。其實隨筆、雜文，在新文藝時期也後繼有人，民初的周樹人（魯迅）、周作人兄弟即是能手，魯迅棄醫從文的經歷大家或許熟悉，而蘇醫師本業行醫懸壺濟世，自謂斜槓醫師，可見文藝與醫學實則頗有會通。魯迅當初即認為：行醫與文藝都在救國救民，只是文學寫作更能廣泛性地啟蒙大眾。我想這也是蘇醫師本書對醫療史、普及推廣的金石之功。

醫療知識我自是外行，但若要問我像這樣的著作，在中國古典時期有沒有類似脈絡的書籍，除了《容齋隨筆》，我會聯想到像沈括的《夢溪筆談》、宋應星的《天工開物》等等。不過我倒覺得蘇醫師的筆調與架構，讓我想到另一個知名作家詩人，那即是杜甫。

大部分人都聽過杜甫那些經歷戰亂、愛國為民的社會寫實詩，但其實杜甫更有一些從生活而來，題材駁雜且饒富小智慧的作品。像他在四川時家裡的小水檻被毀壞了，他寫了一首《水檻》：

蒼江多風飆，雲雨晝夜飛。茅軒駕巨浪，焉得不低垂。遊子久在外，門戶無人持。……扶顛有勸誡，恐貽識者嗤。既殊大廈傾，可以一木支。

不過是修個水檻，沒啥了不起，但杜甫說「扶顛有勸誡」，扶危傾顛這是《論語》的句子，水檻不是什麼大廈，用一根木條就可以支起來了。另外一首《催宗文樹雞柵》（宗文是杜甫的兒子）：

吾衰怯行邁，旅次展崩迫。愈風傳烏雞，秋卵方漫吃。自春生成者，隨母向百翩。驅趁制不禁，喧呼山腰宅。……籠柵念有修，近身見損益。明明領處分，一一當剖析。

雞柵修好了，有雞蛋吃，有雞肉吃，就是這麼簡單的生活與日常，但杜甫也是有些體會，木柵欄要明明處分，要一一剖析。我在《怪奇醫學研究所》書裡，也經常看到這種日常知識，吉光片羽裡的小體會，譬如羅馬帝國對單身與少子化最後，連結到今日臺灣；譬如煤氣燈效應最末連結到臺灣政局的遞嬗等等。

我們有時候會把所謂的國家、民族、文藝或救國救民，

想像得太輝煌、太崇高，像魯迅「棄醫從文」那種壯舉，但事實上就在這種日常趣味，隨筆雜記的片段裡，我們能發現一個文人、一個當代知識分子，對於社會國家的關懷與抱負。

我前文用了一個成語「懸壺濟世」，對醫療院所而言這是一個慣見到不行的匾額用語。這個成語的原典出自北魏酈道元的《水經注》——據說東漢方士費長房為市吏時，在長安鬧市裡遇見了一名賣藥老翁。他發現老翁白日在長安城賣藥，夜裡則縮小隱身，住進了他那枚小小的壺裡。這當然是志怪記異的神話傳說，道家式的「一花一世界，一草一乾坤」。但這也有點像我們今日對於醫學的想像——那是一個微觀到極致的小世界，細菌、病毒、維生素、達文西手臂、微創手術……但它卻又包蘊了宇宙般的奧妙，恰似書裡提到的這些怪怪奇奇，卻又為當代醫學奠基的故事。

推薦序 2

一級人類行為觀察士

謝金魚（歷史作家）

　　我跟蘇醫師認識不算久，但不知道為何，講起正經事
總是特別投緣，聊起幹話更是相見恨晚，再加上兩瓶小酒簡
直要燒黃紙拜兄妹（在品嚐威士忌這個領域，我真的要叫他
一聲大哥），我後來想想，大約是因為我們對於人世間各種
奇妙荒唐的瑣碎小事都有無比的好奇心，而這些看來無關緊
要的小事也是歷史的一環，隱隱地影響了當前的世界。只是
蘇醫師遠比我勤奮筆耕，他非常規律地寫作，幾乎是一年一
本，各種體裁或題材都能信手拈來，簡直是被醫師耽誤的作
家，但令人生氣的是，他在心臟外科的本行又出色無比，總
讓我懷疑他是不是都不睡覺。

　　醫學史研究在臺灣已經有不少優秀的研究者，但由於
醫學的專業門檻較高，通常有醫學背景的人跨界研究比較簡
單，可是要把醫學史複雜艱深的論述變成文章通常還需要另
一層轉譯，蘇醫師這位野生的醫學史研究者，正好做了優秀
的橋梁，把醫學史上的各種奇聞趣事介紹給普羅大眾，不知

道是不是外科的職業病，使他在寫作的風格總是下刀奇詭、與眾不同，當然，也讓人讀來欲罷不能。

　　在這本《怪奇醫學研究所》中，蘇醫師選擇了 70 幾則醫學史上的故事，用隨筆般輕巧靈活的筆觸，把那些有趣的時刻與決斷清楚地勾勒出來。有些故事顯然是在疫情期間因為某些事情觸發所感，雖然在出版的時候疫情已經趨緩，但閱讀時的樂趣並未減緩，例如書中提及的大流感，其實正是 100 年前舉世驚慌的大疫，甚至有人誇張地說，西班牙流感之兇猛，如果一場舞會開始時就有人感染，在舞會結束前有一半賓客都死了，那時候幾乎無藥可醫，唯有物理性的口罩與社交距離勉強能減緩傳染，但在此時竟然還有人想辦熱鬧的大遊行？在經過 COVID-19 的我們看來，肯定是防疫破口，不可能不出事，但回頭想想，在疫情期間，也確實有過各種活動是否還要舉辦的爭議，那麼，當我們閱讀這個段落時，是不是更覺得親切，又或者覺得人類總是在做一樣的事呢？

　　如果要說歷史是一門觀察人類行為的學問，那麼醫學無疑是更深入人類的身體，在細微的肌理之間看見人類亟欲隱藏或未曾感受的過去，而作為野生的醫學史研究者，蘇醫師堪稱一級人類行為觀察士，透過他的文章，相信大家可以更清楚地看到那些古今中外與當今世界連結的脈絡。

推薦文

　　蘇醫師講故事吸引聽眾、扣人心弦，兼之文筆流暢，所述議題，宛如外科醫師一樣的直接與精準，他先前出版的醫學、醫療科普之書廣受歡迎不是沒理由的。

　　新近《怪奇醫療史》以及這次《怪奇醫學研究所》，書名「怪奇」，其實就是知識「驚奇」冒險讀物，換句話說，是近代以來暢銷各國的驚異旅行記（wonderlijke voyagie）與博物誌的珍奇之屋（wunderkammer）之類。

　　近代自然與人文科學之普及與發達，與此驚異、珍奇關係密切。所以我很樂意推薦給人文學科的學生，當然包括對醫學與藥學有興趣的讀者，書中的驚奇確實不少。

翁佳音（中研院台史所兼任研究員、政大師大兼任教授）

我的醫療「容齋隨筆」

　　寫完六本醫療史的散文書，為了改變一下書寫風格和模式，在創作下一本相關的書籍時，我想到了自己很喜歡的《容齋隨筆》。

　　《容齋隨筆》是南宋的洪邁所著，它其實是作者的讀書筆記，和北宋沈括的《夢溪筆談》齊名，書中的內容後世學者認為專長於史料和考據，被奉為小品歷史必讀之書，洪邁為此還受到宋孝宗的親自讚賞。

　　我喜歡《容齋隨筆》最重要的原因是讀起來比較輕鬆自在，不用像大部頭史書那般，淹沒在文字的洪流裡，不僅要去想著考據、典故，甚至是文中人物相關的連結，尤其更重要的是《容齋隨筆》是天馬行空的表現方式，想寫什麼就寫什麼，很多精彩的故事在短短的段落中就交代得非常清楚。

　　例如書中談到詩仙李白的死因，就破除了世俗的錯誤。大家都以為他在當塗（今日安徽省當塗縣）採石，結果某次泛舟於江上時喝醉酒，看到江中月亮的影像，想要俯身去撈

取而溺死，所以在採石場還煞有介事地設了「捉月臺」，但根據洪邁的考證，依當時的當塗縣令李陽冰所著的《草堂集序》，李白是病死的。

另外有關於金剛經的四句偈，洪邁也有不同版本的比較。現今佛經翻譯本是高僧鳩摩羅什的傑作，所謂「一切有為法，如夢幻泡影，如露亦如電，應作如是觀」；而北魏時期的高僧菩提流支把四句偈翻成「一切有為法，如星翳燈幻，露泡夢雲電，應作如是觀」；至於唐朝的玄奘法師的看法是「諸和合所為，如星翳燈幻，露泡夢電雲，應作如是觀」，經由洪邁的筆記，我感受到了讀書的樂趣，大家習以為常的知識，總有不同的面向可以欣賞。

秉持著上述的閱讀經驗，我的新書套用了這樣的感覺來創作，和前面的六本書不一樣，我不需要為了文章的故事性，努力去鋪陳其中的起、承、轉、合，也不用引經據典、旁徵博引來引起讀者的興趣，我所要做到的是跟洪邁一樣，簡單敘述資料的來源，剩下的就讓讀者自己去體會。

或許有讀者會問，你手邊會有那麼多資料來書寫嗎？事實上在我爬梳醫療史的發展過程裡，有很多故事其實是相當零碎的，如果把它們都當成一個故事來描述，內容會不夠豐厚只剩骨感，但如果採用筆記小說的手法，每篇文章都會像

一個生動的短片在讀者面前呈現。

　　例如書中談到美國 19 世紀初的「路易斯與克拉克遠征隊（Lewis and Clark Expedition）」，讀者們一定無法想像，因為大便的陳跡，讓這個 200 年前探險隊淹沒在荒煙蔓草的路線被重新發現；至於大家可能也會覺得拍案叫絕，為什麼毒蜥蜴口水做成的藥物，變成是目前炙手可熱的醫療手段；另外有關 1952 年倫敦霧霾事件裡，劇作家把它寫成賣座的《王冠》（*The Crown*）影集，搞成是英國女王與首相邱吉爾政治角力的現場，但真實故事是不同的面貌，它為現今一些公衛法令奠定了基礎。

　　另外我必須說的是書中也參雜了很多不像是醫療史的題目，例如為什麼在歷史上，動物曾經在法庭上和人類有相同的法律地位，必須為牠的犯行付出慘痛的代價？還有保護動物過了頭，竟然有動物保護組織為了猴子照片的肖像權告上法院？除此之外我也有寫到，正統的腳踏車日和吸毒擁護者的腳踏車日有什麼不一樣？

　　相信我，上述故事都可以和醫療史沾上邊！

　　這本書總共有 72 個故事，它的完成並不是代表一個書寫經驗的結束，因為我的手邊還有相當多的資料可以繼續下去，如同洪邁的《容齋隨筆》一樣，它還有續集可以推出，

希望大家會喜歡我這次寫的書，也期待接下來有更有趣的版本出現。

01

女性止汗除臭劑
竟起源一位外科醫生

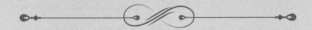

　　我想只有少數人知道，現今全世界價值近 200 億美元的女性止汗除臭劑市場，它重要的開發者，竟然起源於一位外科醫師。

　　從 19 世紀中葉開始，由於乙醚可以使用於全身麻醉，許多之前不敢嘗試的手術慢慢可以執行，外科醫師的角色逐漸吃重，可惜當時並沒有抗生素的發明，術後感染的比例始終居高不下，可說是外科手術死亡率的重中之重，這也讓一

些有手汗症的醫師相當尷尬。

　　或許讀者們看起來覺得有些怪怪的，那是因為外科手套的發明也要在 20 世紀之後，而且剛開始的材質非常厚，很多外科醫師根本不想戴它，所以如果外科醫師有手汗症的話，想必會擔心術後傷口感染的機會。

　　為了替有手汗的外科醫師解決問題，1909 年一位辛辛那提的外科醫師亞伯拉罕·墨菲（Abraham Murphey）博士，開發了可以止汗的洗手液，他的女兒註冊此產品叫 Odorono。

　　亞伯拉罕的女兒埃德娜·墨菲（Edna Murphey）發現上述的產品也對於她腋下的出汗有效，於是向祖父借了一些錢，嘗試將它推廣給更多人使用。不過它卻不好販賣，大多數的人認為止汗劑並不是社交的必需品，而且男性比較喜歡聞到女性身上有香水的氣味，比她們腋下有沒有出汗還重要。

　　眼看產品銷售沒有起色，埃德娜並沒有放棄，反而改變了自己的想法，在向銀行貸了一筆錢之後，於 1914 年找上廣告公司 J. Walter Thompson 想辦法，其文案撰稿人詹姆斯·韋伯·揚（James Webb Young）將出汗過多宣傳成是一種令人煩惱的醫療問題（如圖 1），而且創造了一位 Odorono 顧問露絲·米勒（Ruth Miller），在女性雜誌裡回答有關讀者來信詢問出汗的諮詢，事後看來，大多數人認為

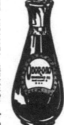

Excessive Perspiration

What causes it—how to correct it

That profuse perspiration which so often ruins lovely gowns, and is always embarrassing, is a condition easily corrected once you understand its cause.

Profuse perspiration is natural and healthy when it covers the entire body, as after vigorous exercise.

When, however, this condition is confined to certain parts of the body, as the arm pits, palms of hands, feet, etc., it is usually due to nervous over-stimulation of the sweat glands. Even very healthy persons may be troubled with this local condition.

In such cases, you can, by proper local treatment, easily and harmlessly relieve this condition without affecting the natural, healthy perspiration of the body.

To meet this need for local treat-ment, ODO-RO-NO, the toilet water for excessive perspiration, was formulated.

Its action is mild, but immediately effective. It is unscented, but pleasant to use and harmless. It regulates the profuse perspiration and destroys all odor, leaving the part to which it is applied daintily clean, dry and aseptic.

Get ODO-RO-NO to-day and you will get complete relief from the troubles and embarrassment of excessive perspiration. 25c and 50c bottles at all drug and department stores, or direct from us prepaid.

Write for Sample. Send 4c in stamps and your dealer's name and we will send you a sample bottle of ODO-RO-NO by return mail. THE ODORONO CO., 929 Blair Ave., Cincinnati, O.

Odo-ro-no

The Toilet Water for Excessive Perspiration

圖1 Odorono 宣傳出汗是一個令人尷尬的個人問題。（圖片來源：1914 年 Odorono 廣告）

是廣告公司自導自演。

　　無論如何，Odorono 的銷售因此而突飛猛進，竟然變成了一種跨國的熱銷商品，女性愛美的方法，又增加了止汗除臭這個項目。

　　1929 年埃德娜將公司賣給諾瑟姆・沃倫公司（Northam Warren Co.），下嫁畫家以斯拉・溫特（Ezra Winter），日後大家叫她派翠西亞・溫特（Patricia Winter）——雖然如此，埃德娜將止汗除臭劑變成是女性商品的故事，一直是廣告界津津樂道的歷史。

02

義大利簽發「健康證明」，
城市旅遊不受限制

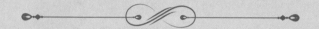

　　新冠肺炎疫情肆虐全球，不只造成生命財產的損失，連帶使得全世界人與人之間的聯繫與交流變得非常困難，經濟活動損失無法估計。因此在這段時間，世界各國無不絞盡腦汁提出解決方案，例如讓疫苗在最短時間內快速通過使用的EUA（緊急使用授權）；以及接種過疫苗的小黃卡，以便為未來的跨境交流準備；抑或是可以讓沒有罹患新冠肺炎的人擁有電子載具的健康碼或健康護照（標示 PCR 陰性），期

盼讓疫情造成封閉的社會趕快活絡起來。

　　或許有人會問，這種概念是獨創的嗎？人類的歷史上經過了那麼多次的瘟疫橫行，當時的人都只能閉不出戶、坐以待斃嗎？答案是否定的，黑死病的疫情期間，當時的人們也有解決的方法，且讓我們看一段英國人費恩斯‧莫里森（Fynes Moryson）在 1594 年於義大利遊記上的紀錄。

　　費恩斯首先寫道，無論是誰進入義大利，如果他來自有疫病流行的地方，如君士坦丁堡等等，在邊境上他必須有健康證明才得以進入國境。這種健康證明又叫「Bollettino della sanita」，可以讓一個人在城市間旅遊而不受限制，而獲得它的方法也很簡單，就是在檢疫隔離所（far' la quarantanà，英文可稱做 pest house）待上 40 天，如果身體健康、沒有任何患病的跡象，就能拿到這樣的證明。

　　圖 2 即是英國衛爾康圖書館（Wellcome Library）館藏（MS.5139/6, Health pass），它是在 17 世紀時，義大利城市波隆那所簽發的健康護照。

　　至於為什麼待滿 40 天？我在之前的著作有說過，英文的「隔離（quarantine）」字辭的來源就是義大利文的 40 天，黑死病在歐洲流竄的期間，任何靠港的商船，其船上的人員都必須在碼頭停泊 40 天，確認身體健康才可以進入城市

裡，避免有人在發病的潛伏期進到國境內而成為漏網之魚。

　　根據英國里茲大學（University of Leeds）的學者雅莉珊卓·班吉（Alexandra Bamji）的研究，這套健康護照是透過各國多城市的合作而來，當然為了防偽，除了官方的印章之外，文件上必須要兩層的蠟封處理過，以避免贗品的產生。

　　面對瘟疫的荼毒，人類思維的模式大概都是相似的。

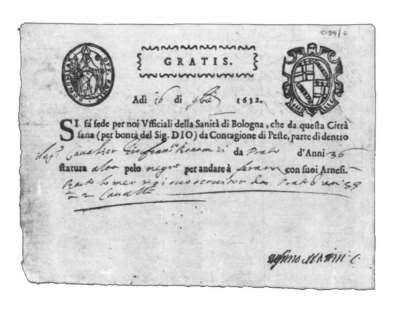

圖2　17世紀義大利波隆那簽發的健康護照。（圖片來源：英國衛爾康圖書館）

03

維塔斯是
閹伶歌手？

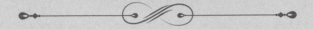

　　出生於拉脫維亞的俄羅斯歌手維塔斯（Vitas），以獨特五個八度的音域走紅全球，被樂迷稱之為「海豚音王子」。其寬廣的音域，以及高音區雌雄難辨的聲線，讓他在2000年在克里姆林宮演唱的〈歌劇2〉（Opera 2），獲得空前的成功，迅速成為全世界矚目的流行巨星。

　　不過在他成名之後，一些好事之徒開始在網路上發表一些似是而非的言論，認為維塔斯這麼令人覺得不可思議的寬

廣音域，是不是根本就是傳說中的閹伶（castrato）？

講到閹伶，其實是 16 世紀以來天主教不可告人的黑歷史。因為這段時間開始，婦女禁止在祭壇上出現，但是合唱團的唱詩班還是需要女高音，不得已只好訓練小男孩來取代。

可惜小男孩還是會長大的，可能在花了數年的訓練之後，他們會因為青春期到來聲音變得沙啞，讓教會多年的心血付之一炬，於是有人暗中和外科醫師勾結，在小男孩變聲期之前替他們進行閹割，確實保留其童稚的高音度，這一部分鮮少有正確的歷史紀錄呈現出來。

其實當時的教會是禁止閹割男孩這種事發生的，如果外科醫師被發現做這檔事，是會面臨嚴厲的處罰，因此這些被閹割的高音男孩，總是被一些可笑的藉口所淹沒，什麼騎馬受傷或是野豬攻擊下體等等，光怪陸離的理由大概只有鬼才相信。

你或許會想，當時的父母怎麼會讓這種殘忍的事情發生？答案很簡單，就是為了錢。讓父母覺得是生活負擔的男孩子，如果天分好可以在唱詩班有份差事，教會會撫養他們。根據歷史學家統計，18 世紀中期每年有成千上萬的小男孩被閹割成為唱詩班的一員，訓練完成後分發到義大利全境。

所以有人認為維塔斯是個閹伶不是沒有道理，但我是不相信，原因其實很簡單，閹伶的外表是很容易辨識。小男孩在青春期沒有睪丸酮的刺激，雖然長得比較慢，但其骨骼的生長板也比較難閉合，因此之後會長得比較高大一些，而且會在臀部及乳房囤積大量的脂肪，造成厚實的胸部，並且和女生看起來一樣皮膚光滑細緻、頭髮茂密，通常他們也比較長壽，舞臺上的維塔斯看起來應該沒有這麼奇怪。

　　如果你不信，可以查一下維基百科裡，可以說是最有名的末代閹伶——亞歷山德羅·莫雷斯基（Alessandro

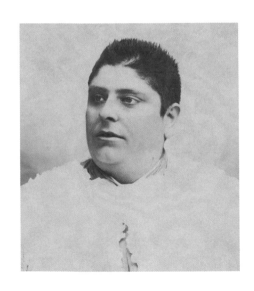

圖 3　亞歷山德羅·莫雷斯基是 19 世紀末義大利閹伶歌手。（圖片來源：維基共享）

Moreschi，如圖 3），他的外號是羅馬的天使（The Angel of Rome），目前在蘋果的音樂網站還可以下載他所唱的歌。

04

叩診的聽音診病，
來自酒桶的靈感

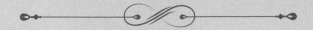

　　西醫師的養成教育裡有個很重要的部分叫做「理學檢查（physical examination）」，意即靠著徒手或是簡單的工具，對患者身體做客觀的評估，這一部分和中醫師的「望、聞、問、切」有異曲同工之妙，因為透過這些觀察可以臆測病人可能的疾病，例如看到病患眼睛的鞏膜泛黃，就會想到此人可能有膽汁鬱積或肝功能損傷的可能；還有聽到患者前胸有心臟的雜音，便會想到他瓣膜出了問題。

現今理學檢查分成四個重要的部分，就是視診、觸診、叩診及聽診，每個方法都是幾個世紀以來西方醫學知識的累積，把它們從不知所云到實證醫學的利用，在這裡我想要分享的就是對於發明叩診醫師的小故事。

　　利奧波德‧奧恩布魯格（Leopold Auenbrugger）是 18 世紀初出生於奧地利格拉茨（Graz）的旅店老闆之子。在他成為醫師之前，當時的治病的概念大多藉由表淺的檢視，以及觀察體液（如尿液、痰液等）而來，雖然有醫師注意臨床的教學，說真的，在那個沒有精密診斷工具的年代，很多疾病的診斷都是用猜的，非得等到患者死後解剖才能得知真正的原因。

　　奧恩布魯格畢業於維也納著名的醫學院之後，便在當地的「西班牙醫院（Spanish Hospital）」服務，這家醫院初始的建立是為了那些外來人口，如西班牙、義大利或荷蘭遷居至此的移民，不過最後的職責變成單純為軍人看病。

　　在那裡服務了 7 年之後，奧恩布魯格在 1761 年出版了一本 95 頁的教科書──「《叩診人體胸廓診斷胸腔內疾患的新方法》（*New Invention by Means of Percussing the Human Thorax for Detecting Signs of Obscure Disease of the Interior of the Chest*）」，他建議醫師戴上未拋光的皮革手

套，或利用緊身襯衫蓋住病患進行胸部敲擊，他把敲擊後的聲音分成正常音、打鼓音、沉悶音及平坦音四種，根據他的描述，有些經驗還是得靠將液體灌入屍體的胸腔中，才能獲得更好的品質。

歷史學家對這位首次發明叩診方法的醫師有另外不同的有趣解讀。原來身為旅館主人的小孩，奧恩布魯格從小就常常看見父親做一件事，就是為了估量酒桶內的存量，必須用手指直接敲叩酒桶，對那些即將要空的酒桶，他必須趕快注入新酒——奧恩布魯格叩診的靈感，應該是來自父親的身教。

可惜這本書發表之後並未得到醫界的熱烈迴響，直到對它有興趣的巴黎名醫柯維薩特（Corvisart），在實踐此種診療法 20 年之後，於 1808 年將奧恩布魯格的著作譯為法文版《新發現》（*Inventum Novum*），才有更多的醫生利用此方法來檢查患者。

05

「懷孕禁忌」是
為了保護嬰兒長大

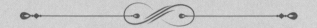

　　在太平洋的島國密克羅尼西亞（Micronesia）有一個古老的傳統禁忌，就是當妻子懷孕之後，必須回娘家生活，免得跟丈夫發生房事影響健康，不但如此，妻子生產完後，還得在娘家等到孩子周歲已滿，才能回到夫家生活，其目的據說是保護嬰兒長大，等到斷奶之後才可以跟父親同住。

　　社會學家稱上述的傳統為「懷孕禁忌（pregnancy taboo）」，如此的禁忌，看得出來是為了保證下一代孩子

出生而採取的保護措施，不僅可以保護孕婦的健康，以及在她生產後的衛生，當然包含嬰兒的餵奶及養育，起到一定保護群體的功能。

可惜這樣的保護功能，卻要求丈夫有近兩年的時間不能跟自己的小孩及妻子同住，尤其是不能和妻子行房，所以這樣傳統的代價，常常是丈夫利用這個空窗期和別的女人亂搞，招來婚姻上的問題。

上述的懷孕禁忌聽起來有些詭異，不過在我看來應該是為了哺乳類動物在遠古時期，對於殘殺幼崽的行為採取的保護措施，下面的故事即是一例。

1965 年日本學者杉山幸丸發表了印度叢林中，長尾葉猴的殺嬰行為。他描述在新國王登基之後，第一件大事便是殺死所有老猴王留下的幼崽，看到這樣的文章發表，當時在哈佛大學人類學研究所的研究生莎拉・布萊弗・赫迪（Sarah Blaffer Hrdy）就深入了印度叢林裡做了漫長考察的工作，最後她提出一個殘殺幼崽可能的假說，認為它一個重要的作用是讓掌權的雄性動物，儘快與族群裡雌性交配的有效策略。

因為在一般的情形下，雌性哺乳動物在哺乳期是不會發情的，分泌乳汁時排卵受到抑制，所以說幼崽沒有了，可以

讓母猴再次進入發情期，因為長尾葉猴的新猴王任期可能只有短短的一兩年，如果沒有好好把握機會，牠和族群母猴交配的機會便會減少。

哺乳類動物中，據統計有 51 個物種採取殘殺幼崽的手段，大部分是屬於雄性掌權多於雌性的獸群，人類在遠古時期是不是也有類似的情形不敢講，不過女性懷孕後回娘家受到保護，其成本效益比上述殘殺幼崽的行為要好。

至於雄性動物會不會利用伴侶懷孕期及泌乳期，跟其他雌性動物亂搞，我看跟殘殺幼崽不見得有正相關，人類就是一個很好的例子。

順道一提的是，密克羅尼西亞現在面臨的問題已經不是懷孕禁忌造成的婚姻危機，反而是未成年少女懷孕的問題讓衛生單位非常頭大。

06
鼠實驗研發出
「男性避孕藥」

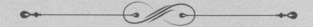

　　兩性在避孕使用的方法，不管是侵入性或非侵入性，女性始終是占著比較吃重的角色，尤其是在 1960 年代之後，由美國生物學家格雷戈里‧平卡斯（Gregory Pincus）發明了避孕藥丸之後，便成為避孕方法的主力。

　　或許有人會問，難道沒有所謂的男性避孕丸嗎？其實在女性避孕丸問世之前，就有一款神奇的男性避孕藥物出現，可惜一件意外壞了它的好事，或許應該說救了日後可能服用此藥物的男人們。

1950 年代，美國的生化學家利用老鼠當成實驗動物，想要研究出一款對付寄生蟲的藥物，結果他們合成了代號 WIN-18446 的化合物，不幸的是它無法達到應有的治療效果，但觀察這些實驗組的老鼠族群時，科學家發現了滿有趣的事情，就是服用 WIN-18446 的雄鼠，沒有一隻可以讓雌鼠懷孕。

　　雌鼠的解剖看起來正常，但實驗室人員發現雄鼠身上的精子數目明顯下降，甚至停止製造。不過停止 WIN-18446 的使用，牠們精蟲的數目又會恢復正常。

　　由於當時對藥物實驗的規範相當粗糙，於是 WIN-18446 的研究團隊找上了俄勒岡州的監獄，利用那裡的數十名男性囚犯成為研究對象，結果在十二週的時間裡，發現這些男性不只精蟲數目下降，身體也沒有什麼不好的副作用，尤其讓他們感到興奮的是停藥之後沒多久，其精蟲的數量也迅速恢復正常。

　　一切看起來是那麼美好，可惜某位囚犯在服用 WIN-18446 的期間，竟然利用關係偷渡了一瓶威士忌到監獄內飲用，結果在喝酒的當天晚上就出現問題，不只噁心、嘔吐及不停冒冷汗之外，整個人神智慢慢不清，送醫發現是藥物中毒的現象。

後來實驗室人員發現，會造成這位囚犯身體不適的原因，竟然是 WIN-18446 會抑制體內乙醛脫氫酶（ALDH）的作用，讓喝進身體的酒精無法轉變成無害的乙酸，反而變成有毒的乙醛，輕則造成宿醉，重則可能致命，於是一個原本是男性避孕丸的明日之星就此隕落。

　　或許讀者會問，那就在藥盒上註明「服用此藥不能飲酒或食用含酒精相關食品」的警語不就好了嗎？其實沒有那麼簡單，除了當時的法令沒有這種規定之外，另外一個重要的原因是在繁衍後代的過程中，男性的角色並沒有負擔懷孕生子的重要性，亦即衡量其危險，男性服用藥物與否的風險本益比過大，只是為了讓男性的精蟲數目減少而有致命風險說不過去。

　　女性就不同了，因為懷孕在 1960 年代還算是有風險的過程，如果沒有避孕的措施而懷孕，女性可能會有妊娠毒血、難產等等危險存在，因此使用避孕丸而不能懷孕，藥物與懷孕的風險本益比是在可接受的範圍，即便是現在，女性避孕丸還是有一定的使用空間。

07

美國費城舉辦遊行後，
疫情迅速爆發

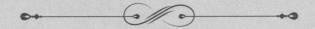

　　中央疫情指揮中心「3+11」的決策，造成臺灣新冠肺炎疫情的破口是不爭的事實，其中的重災區臺北市萬華更因此被貼上標籤、變成眾矢之的，好多人為此憤憤不平，要求政府給個公道，可惜沒有得到正面的回應，讓人們始終懷疑這種決定是政治性的，而非專業的考量。

　　同樣的事情其實也曾發生在美國。1918 年的大流感（當時暫稱為西班牙流感），在同年 9 月 19 日費城海軍造

船廠出現了費城的首位疑似病例，他是從歐洲回來的水手，在可怕的病例出現之後，在許多醫師之間彼此互相警示，當然市政府也清楚這件事。

當時費城市政府負責戰時基金 2.59 億美金的募集，遊行決定於 9 月 28 日舉行，被稱為「費城自由貸款遊行（Philadelphia Liberty Loans Parade）」，官員估計大約只有一萬名民眾參加，雖然和當地首位西班牙大流感可疑病例出現相隔僅 9 天，在看不到任何疫情的情況下，費城衛生和慈善部主任威爾默・克魯森（Wilmer Krusen）決定不要延期。

遊行結束後，媒體稱此次的活動是「勝利的第一個預兆」和「費城美好的一天」，結果不到兩天的時間，克魯森就做出西班牙流感已侵入費城的宣告，一週後 4500 人被宣布死於流感，而且估計已經有 47000 人被感染，費城 31 家醫院的床位很快被填滿，之後這個城市等同被關閉，很多大型活動和前總統要主持的貸款會議都被取消。

面對嚴重的疫情，克魯森只能一直擦屁股。除了要求軍方停止在費城徵召醫師參加一次世界大戰外，並撥出資金聘請更多醫療人員投入疫情的工作，動員大量人力進行清潔及搬運屍體，和今日新冠疫情剛開始在全球爆發一樣，很多退休的醫師和醫學院的在學生都加入了照顧患者的行列。

因為死亡人數太多，殯葬業人力不敷使用，很多費城人被迫替自己的親人下葬，當時費城的參議員愛德溫・費爾（Edwin Vare）描述此次疫情是他有記憶以來最糟糕的，許多醫師工作過度、藥店裡的藥品短缺。

疫情爆發後費城公共衛生部重組，時至今日並沒有特別紀念日活動，來提醒此次被美國史學家稱為「歷史上最致命的遊行」，而面對這麼嚴重的錯誤決策，古今當政者的態度似乎沒有改變過——勇於承認自己曾經犯下的錯誤。

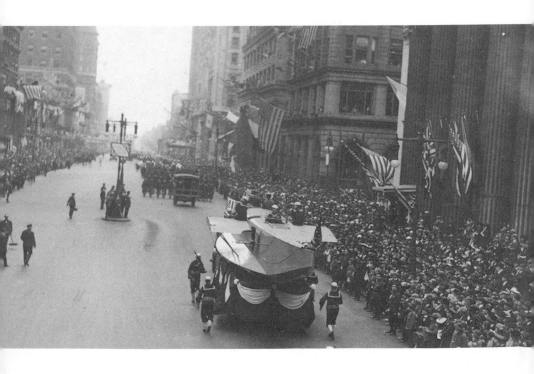

圖4 遊行結束後，西班牙流感疫情在費城迅速爆發。
（圖片來源：維基共享）

08

膨肚短命確有其事，
腰瘦才健康

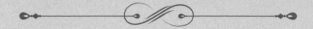

　　小時候個性很調皮，是大人們眼中的頭痛人物，倒不是幹一些偷雞摸狗的事，而是必須常常盯著我，避免到處惹麻煩。

　　有一次為了嚐嚐所謂的「芒果青」的味道，竟然夥同幾位年紀相仿的小朋友，到住家附近不遠處的庭院，想利用長竹竿敲下從圍牆探出頭來那些未成熟的芒果，可能太過喧譁，圍牆裡的阿嬤發現我們這群可惡的小鬼頭，正在破壞她

未成熟的水果，氣得拿出小棍子直接開門跑出來，大聲嚷嚷罵道：「么壽死囝仔，膨肚短命，肖想……（臺語）」

我們這群小朋友一哄而散，雖然沒有偷到芒果，還被阿嬤連珠炮的罵聲嚇得拔腿狂奔，但是不知為何心裡還是很興奮，當然阿嬤不是省油的燈，遠遠就認出我的身形，到我家興師問罪，我自然又是被賞了一頓「竹筍炒肉絲」，媽媽不知道為何也學著那位阿嬤，打罵中夾著「膨肚短命」的詛咒。

問題是「膨肚（即大肚腩）」的人，真的是短命嗎？至少當了醫生之後，知道這句話並不是只有惡毒的詛咒或氣話而已，真的確有其事。

1980 年代末期肥胖成了一種顯學，經過多年的研究發現，「腹部肥胖」又或稱為「中心型肥胖（central obesity）」，和各種疾病有很強的連結，因為有這種身形的病人，脂肪通常堆積於腹內的臟器中，而不是在皮下，看起來就是大肚腩（如圖 5），俗稱啤酒肚，也因為中腹部突出，被稱為「蘋果型身材」，而不是像那些脂肪沉積在下肢和臀部的「梨形身材」。

這種中心型肥胖的病人統計上有較高的心臟病、高血壓、高血脂症、胰島素阻抗和第二型糖尿病的風險，隨著腰

臀比和整個腰圍的增加，死亡的風險也跟著上升；另外近來
的期刊也指出，不是只有上述的病症，中心型肥胖和哮喘、
認知症、多囊卵巢綜合症（俗稱 PCOS）、庫欣氏症候群[1]
……等很多疾病有正相關。

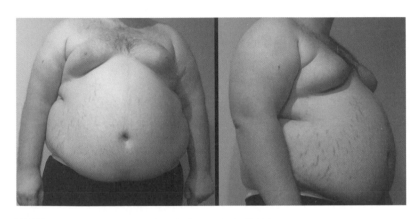

圖5 腹部肥胖男性。（圖片來源：維基共享）

1　庫欣氏症候群是一種內分泌或賀爾蒙障礙。大部分患者皆有滿月臉
　　（臉圓如月）、軀幹性肥胖（身體肥胖四肢不胖）、肌肉無力（特別
　　是大腿）、背痛、高血壓、血糖增加、皮下容易瘀青，以及腹部暗紫
　　色條紋等。女性患者可有月經不規則、體毛增加之現象。這些臨床
　　特徵的表現，因人而異，可以是不同致病原因所引起，我們通稱為
　　庫欣氏症候群。

講了那麼多其實是想表明，「膨肚短命」確有其事，或許不是惡毒的詛咒，大體還是前人經過長時間的觀察所留下來的經驗，所以不想受到詛咒的人，就得好好控制飲食及維持自己的身材。

09

路易斯與克拉克遠征，
採用了什麼便祕療法？

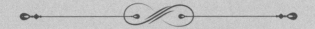

　　1803 年美國從法蘭西第一共和國手中收購路易斯安那州的領地，此項買賣共耗費 1500 萬美元，雖然名義上獲得了 82 萬 8 千平方英里的土地，但事實上是法國只控制了這一部分地區少數的面積。

　　為了繪製此新購領地的地圖，以及尋找一條穿越該大陸的西半部實用路線，另外次要目標也必須達到該地區科學與經濟的研究，於是當時的美國總統湯瑪斯・傑佛遜（Thomas

Jefferson）成立了一支探險隊。

此支探險隊由陸軍上尉梅里韋瑟·路易斯（Meriwether Lewis）以及他的密友威廉·克拉克（William Clark）少尉領軍，將近 40 名的成員最終於 1805 年到達哥倫比亞河和太平洋，回程於 1806 年 3 月 23 日在俄勒岡州克拉索普堡開始，並在該年的 9 月 23 日結束工作。

前述的探險隊可說達到了該有的目標，除了繪製地圖、至少與 20 個以上原住民部落建立貿易及外交關係外，難能可貴的是他們還獲得有關動植物的自然棲息地及標本，更把遇到的印第安部落相關的語言、習俗及文物資料帶回研究。

傑佛遜向國會發表了公開演說，表揚此次歷史上稱為「路易斯與克拉克遠征隊（Lewis and Clark Expedition），又稱為探索遠征隊（corps of Discovery Expedition）」的巨大成就，可惜不知道為什麼，該探險隊並沒有在美國歷史上受到很大的重視，只有不成比例的零星慶祝及介紹，始終無法將他們的成就大大讚揚，直到 2004 年探險隊成立二百週年紀念日才激起了人們對它的興趣，歷史學家這才重新開始相關的研究。

可能大家會覺得已經過了 200 年，探險隊留下的跡證已經不可考，但是拜某一個藥物之賜，讓科學家與歷史學家可

以聯手利用它，配合當時留下的工作日誌，找出探險隊走的路線以及留下來的相關事證。

原來探險隊配備了當時最好的藥物，其中一款是由美國開國元勳班傑明‧拉什（Benjamin Rush）所發明的瀉藥，它主要的成分是甘汞（Calomel，即氯化亞汞 Mercurous chloride），日後才知道它是毒藥。因為藥效之強，所以被稱為拉什的雷電丸（Rush's Thunderbolts），商品名叫「Thunderclappers」，探險隊的隊員常常服用它，因為在旅途中少有高纖的食物，很多人有便祕的現象。

甘汞在人體幾乎不會被消化，尤其在排出體外後留在土地中需要經過很長的時間才會消失，所以可以讓後續研究該探險隊的科學家與歷史學家們，找出他們所留下的這一條重金屬汞的足跡，因此不只是廁所，連可能紮營、煮飯以及武器修理的位置，也因為汞的發現，讓它們不會消失在荒煙蔓草中，最有趣的是有研究人員在河邊的石頭上，找到了克拉克 200 年前的簽名。

第一次聽到大便的殘留可以當歷史研究的重要線索，特別將這個故事記下來和大家分享。

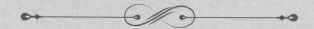

10

天生一張娃娃臉，
竟有意想不到的好處

　　每每看到年輕的女性，尤其是影星、啦啦隊或各個展場的模特兒在拍照時，都會嘟著嘴擺出賣萌的表情，有人可能會說是「假掰」，但我寧可說是人們儲存在基因裡的記憶所表現出來的，因為這種「娃娃臉」的樣子，會讓他人有誠實、天真及善良的感覺，往往也會顯得平易近人、值得信賴、討人歡喜，甚至因此會有過人的魅力。

　　上述的現象心理學家稱為「娃娃臉效應（babyface

effects）」，而且令人驚訝的是，它的作用是跨越不同種族與文化，在全世界任何角落都適用，所以美國紐約的科爾蓋特大學（Colgate University）非語文交流專家卡洛琳‧基廷（Caroline Keating）才會說：「大眼睛、長長的睫毛、拱型的眉毛與豐滿的嘴唇，加上小下巴與圓圓的臉，別忘了還有可愛的小鼻子──如果我不在敘述一個嬰兒，就在描述一個超模。」

這種娃娃臉的優勢似乎無法抵擋的，以至於可愛的特徵變成是全世界共同的語言，最簡單的例子就是卡通人物，娃娃臉幾乎是他們的共同特色，如貝蒂娃娃（Betty Boop）、史努比（Snoopy），甚至是米老鼠等等華納電影卡通的人物的設計，往往不勝枚舉。

因此我們也看到某些研究會利用此效應來做輔助，有學者研究讓服用避孕藥的參與女性查看嬰兒與娃娃臉男性的照片之後，再掃描她們的大腦進行比較，結果「有服用」避孕藥的女性比其他「沒有服用」的更容易受到影響，後面發生什麼事自然大家可以去想像了。

我在這裡分享一個娃娃臉罪犯的故事，他的名字叫做喬治‧尼爾森（George Nelson），1934 年 4 月初美國 FBI 探員在接獲線報之後，決定前往一家旅館去逮捕他，當三位臥

底的辦案人員到達時和其中可能的嫌疑人展開槍戰，結果被打死的人都不是尼爾森，看起來大眼睛無辜的表情讓他逃過一劫，可以從容的跳窗離開。

　　或許深藏在大家內心的潛意識是如此強大，聽起來這麼荒謬過度的結果，似乎不會讓我們去怪罪那些臥底探員，大概你我在犯罪現場遇到這種娃娃臉的人，應該也會感到他天真無邪的氣質不具威脅性。

　　同樣的邏輯也發生在 2012 年倫敦西南部的商店，在歷經了群眾暴動之後，商家們找來藝術家，在他們的鐵門上畫上了嬰兒的畫像，期盼可以因此降低此地區的犯罪率，截至目前為止似乎沒有相關的數據可以證明，但也充分暴露了人們一廂情願的想法。

　　不過無論如何，我個人也是認為裝萌賣呆，表現出無辜的樣子，應該可以降低別人對你的敵意。

11

黃色恐怖，規範女性身體和
性行為的政府計畫

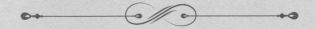

　　臺灣在國民黨政府遷臺之後，就有所謂的白色恐怖時期，相信這是許多老一輩人心中永遠的恐懼，但是讀者可能不知道，在相當的時期、甚至更早，號稱民主自由堡壘的美國，為了要防止性病的傳播，展開了對女性人身侵犯的行為，可以說到了令人髮指的地步也不為過，我姑且將這段時間叫做「黃色恐怖」。

　　根據作家斯科特・斯特恩（Scott Stern）所寫的《妮

娜‧麥考爾的審判：性、監視和數十年政府監禁濫交女性的計畫》（*The Trials of Nina McCall: Sex, Surveillance, and the Decades-Long Government Plan to Imprison "Promiscuous" Women*）書中所描述的情形，1917 年聯邦官員經由衛生部門的報告，發現軍中有很大比例的男性感染了梅毒或性病，於是他們通過了一項稱為「美國計畫（American Plan）」的聯邦法律，禁止在每個軍事訓練營五英里的範圍內，出現性交易工作場所，不過當進一步的資料中顯示，有許多士兵反而是在家鄉感染了性病，於是這些官員努力想將法令擴及全國。

因此於 1918 年開始，聯邦官員說服各州政府通過類似的示範法令，使得執法人員能夠不經任何合法的程序，檢查被懷疑有性病的女生，所以這個美國計畫根本是個性別歧視的作為。

最可怕的並不是在檢查或拘留的本身，雖然很多紀錄已經被銷毀了，但是有不少受害的女性出面指控，當時只要被懷疑有性病的可能，她們就得被關起來逼迫服用砷，或是注射含有汞的藥物，因為它們是當時治療梅毒等性病常見的方法。如果這些女生不配合，甚至遭受毒打、單獨監禁，有人還可能被絕育。

斯特恩著作的女主角妮娜，就是在 18 歲生日那天，莫名其妙被帶走，在醫院裡做侵入性的檢查，而且很快被診斷患有淋病，然後她就被關進了貝城拘留醫院（Bay City Detention Hospital），度過了 3 個月痛苦的勞動，以及未知名的藥物注射。

當然有些男性官員會用此項法律揩油，如果被檢查的女性可以和他們發生性關係，就可以免除上述可能的關押禁閉，如果反抗激烈，可能還得接受更嚴厲的陰道檢查及殘酷的勞動。

因為 1960 年代美國女權運動崛起，所以這個計畫在 1970 年代終於在美國境內絕跡，不過目前美國有些州法律還有類似的影子，官員還是可以隔離那些具有特別感染疾病的患者。

美國人對於前述的 American Plan 幾乎沒有管道可以清楚了解，當時的官員到底幹了哪些齷齪事？但是凡走過的必留下痕跡，一張目前仍在拍賣網站上標售的海報就是明證，它是美國政府在二戰期間製作的哏圖，提醒男人某些妖豔的女人身上可能都是梅毒或淋病。

12

虛幻的自我優越感，只有傻瓜才認為自己很明智

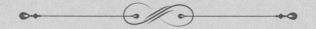

2000 年美國康乃爾大學社會心理學家大衛‧鄧寧（David Dunning）和他的學生賈斯汀‧克魯格（Justin Kruger）以論文《不熟練和不了解它：識別自己的無能的困難如何導致誇大的自我評估》（*Unskilled and unaware of it: how difficulties in recognizing one's own incompetence lead to inflated self-assessments*）得到搞笑諾貝爾獎（Ig Nobel Prize），它討論的是人類的認知偏差，提出能力欠缺的人

有一種虛幻的自我優越感，錯誤的認為自己比實際上更加優秀。

因為上述的論文，讓大家現在普遍以鄧寧－克魯格效應（Dunning-Kruger Effect）來稱呼這種能力不佳的人，無法認知到自己的無能與不能準確評估自身能力的現象。

鄧寧研究來自於 1996 年的「世界年鑑」，在有關「另類新聞故事」的部分他讀到記者福科（Fuoco）在《匹茲堡郵報》裡的一則報導，裡面描述的是一名叫做麥克阿瑟・惠勒（McArthur Wheeler）銀行劫匪令人啼笑皆非的行徑，因為他在 1995 年 1 月 6 日那天走進兩家銀行，在沒有任何偽裝的情形下持槍搶劫，當然事後很快就由監視器的錄像認出他來，不到一星期內就被逮捕。

重點是惠勒被捕之後的情況。福科和參與辦案的警官聊過，發現他真的是腦袋有洞，起源於被捕時根本不相信警方很快可以找到他，以為透過檸檬汁塗臉的動作（雖然灼傷了眼睛跟臉），監視器根本沒有辦法拍到他。

惠勒對自己的行為有一套說詞，在搶劫之前他已經用了這種方法偽裝自己，透過寶麗來立可拍的多次拍照，他發現自己的臉根本不會在照片上面顯影。

鄧寧讀完這篇文章時有些頓悟，他認為惠勒或許是太笨

了，笨到不知道自己太笨而不能用這種方法搶劫銀行，也就是說他的愚蠢，使得他免於意識到自己的愚蠢，因此在數週之後便和研究生克魯格展開了一個研究計畫，就是先前談到的論文。

鄧寧和克魯格得到的結論是，當人們為了取得成功和滿足自我，在採取的策略上無能為力時，他們會承受雙重負擔：不僅會得出錯誤的結論，甚至做出不幸的選擇，而且他們的無能會剝奪自己該有的能力去實現目標。

雖然 1999 年鄧寧和克魯格才提出所謂「虛幻優越性的認知偏差」，但事實上已經有不勝枚舉的文學作品提到這種行為，像是威廉・莎士比亞在《皆大歡喜》（*As You Like It*）裡所說的「傻瓜認為自己是明智的」，又或是魯迅的著名作品《阿 Q 正傳》裡，那種「精神上的勝利」應該也是同樣的情形。

當然論文裡也提到一個非常有趣的對比，鄧寧和克魯格指出，無能的人有錯誤的認知之外，非常能幹的人也常常低估自己的能力——這大概也說明我常常自謙自己不是名作家的原因吧？

13

吃腦補腦，
人類頭骨有特殊的治癒能力

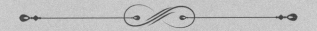

　　有一種罕見的疾病叫庫魯（Kuru），它是一種神經系統的疾病，患病的人在腦中的組織會發現傳染性蛋白質「朊毒體（Prion）」——聽起來是不是覺得很熟悉？沒錯，這和我們熟知的相似，得到此病的患者會有腦神經組織海綿狀病變。

　　庫魯症出現在新幾內亞人的身上，原因和傳統的習俗有關，他們會在喪禮上吃死人大腦的組織，這是儀式中非常

重要的部分，不管是為了報復或是為了健康，怎麼吃已經不重要了，不過由於是十分殘忍的行為，1960年代後就被官方所禁止，可惜庫魯症的潛伏期和狂牛症一樣很長，即便吃人腦的習俗已經停了很久，於幾十年後還是有相關的病例報告。

看了上述的故事，你或許會覺得毛骨悚然、不可思議，但是把人類腦組織視為藥方的行為，在歷史上由來已久。例如在古希臘時代，醫師會利用死人的大腦組織做成藥丸治病，因為藥方珍貴，大概只有王公貴族才能有此特權。

西方醫學「順勢療法（homeopathic medicine）」興起之後，其中的「同類療法（Like cures like，類似中醫吃什麼補什麼的概念）」讓醫師們腦洞大開，於是在17世紀開始「吃腦補腦」變成是一種治病的重要方法。1651年英國一位名叫約翰・弗倫奇（John French）的醫師，寫下了一份有關於治療癲癇的祕方，稱之為「人腦精髓（Essence of Man's Brains）」：

「醫師必須取出一個死於暴力的年輕人大腦，連同腦膜、動脈和靜脈、神經……然後用石臼將它們打成薄薄一片，再加入酒精，最終放在馬糞中靜置半年。」

跟前面我的敘述一樣，這樣的祕方由於非常珍貴，大抵

是皇室才能享用，根據歷史記載 17 世紀的丹麥國王克里斯蒂安四世（Christian IV）的御醫就曾使用過，治療國王的精神疾患。

　　當然不是只有腦的組織，這種觀念的延伸，人類頭骨也被認為有特殊的治癒能力，將它處理好之後磨粉以供食用，亦或是將它作為飲酒的容器，倒了酒喝下也能治病，例如聖泰奧杜爾（St. Theodule）及聖賽巴斯帝安（St. Sebastian）都擁有鑲著寶石和銀裝飾的頭骨容器，利用它們當成酒杯，喝下的酒便有治病的魔力，能夠治療跌倒的傷勢及發燒。

　　看完了上面的故事，我覺得滿漢全席裡的那道猴腦名菜，也就不過是個小 case 罷了。

14

面對不婚不生，
羅馬皇帝如何催婚？

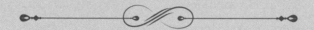

　　臺灣目前面臨生育率下降，人口開始有負成長的情況，這是非常嚴重的國安問題，因為沒有新血的加入，要面對的不只是人越來越少，同時人口老化更會造成社會的負擔。

　　很多國家政策對上述的情形都開出了解方，不管給錢的還是不給錢的方式，目前還看不出效果，或許有人會問，歷史上有類似的情形發生而提出改善的方法嗎？答案當然是肯定的。

在羅馬帝國於屋大維主政時，也面臨出生率下降的問題，因為當時社會承平、享樂主義盛行，不只是結婚意願下降，連帶在結婚之後也不想有小孩子的束縛，為了解決這個困難，屋大維提出了「朱利斯正式婚姻法」。

上述婚姻法的精神，以現代的觀點來看就是處罰單身的人，因為辦法中明定男性從 25 歲到 60 歲，女性從 25 歲到 50 歲，如果不結婚就必須忍受單身的不利待遇，對象也擴及沒有小孩的寡婦，一年內不再婚就算是單身。

至於具體的辦法是什麼呢？上述單身人士只能維持 5 萬塞斯特提（古羅馬幣制）的資產，超過的資產都要上繳國家，名副其實的搶錢。

另外對於單身的女性更是苛刻，不是結了婚就可以免除稅務。凡是擁有 2 萬塞斯特提銅幣以上的資產，如果沒有結婚，該女性在 50 歲之前每年要將財產的 1% 繳納給國家，不過結了婚也不能免除該稅款，一直要到第 3 個孩子的誕生才可以解除這個義務。

當時羅馬帝國是父權的社會，多子的男性有什麼好處呢？只要他有子嗣，就可以任意處理自己的遺產，而且在轉任其他公職之間的休職期（通常是一年），孩子越多就可以縮短，讓他可以快速轉任各項重要的國家公職。

若女性生完 3 個孩子，她可以從父親的掌控之中出來，不僅可以隨意選擇財產贈與他人，也能任意繼承別人的財產，在男性主掌經濟活動的羅馬帝國，這種給予增產報國婦女的特別紅利可以說是劃時代的改革。

　　對一般人民獎勵是如此，至於奴隸呢？屋大維對於有正式結婚，並且生很多孩子的奴隸也採取開放的政策，他們可以因為孩子的關係，斷絕和原主人的工作契約。

　　林林總總寫了一大堆，可惜在今日講求男女平等、不能歧視單身者的法律架構下，上述的故事大概只能參考用，不過對於有兩個孩子的爸爸而言，私心的建議政府，如果不能課單身稅，那就讓生越多的人減稅越多、補助越多，至少讓孩子對父母親不是負擔。

15

被雷劈出的
醫師鋼琴家

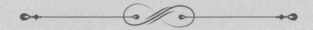

　　身為一位心臟外科醫師，又能從事文學創作，有人說這是斜槓醫師我並不反對，因為在報考大學之前，自己就非常喜歡寫寫文章，還有參加文學獎的經驗（雖然沒有得獎），所以在歷經醫師的人生訓練一段時間之後，對自己現在的藝文創作有相當的助益。

　　或許你會覺得我的斜槓人生很厲害，但是下面提到的這位醫師的故事，可能更加精彩刺激，他就是有名的整形外科

醫師托尼‧西科里亞（Tony Cicoria）。

　　1994 年的下午，在某個展覽外面的電話亭，托尼打個電話給母親，當時正下著傾盆大雨，通話結束後走出電話亭，他就被閃電擊中，失去生命的現象，還好當時附近有位女護理師對他施行心肺復甦術才能夠撿回一命。

　　恢復意識之後的托尼，對於趕來的員警表示自己還可以，婉拒立即送往醫院治療的建議。

　　托尼之後回到上班的醫院做了一些檢查，但是沒有什麼重要的發現，經過了幾個星期的休養，他開始工作，可是發生了一些後遺症：他覺得記憶力有衰退的現象，一些罕見疾病及手術程序偶爾會忘記，不過手術技巧上似乎沒有受到影響。

　　不久之後托尼有了驚天動地的變化，他開始迷戀上鋼琴。雖然小時候學了一陣子，可惜經驗不是很好，但腦海中突然蹦出樂音，他開始買音樂帶、琴譜，甚至自學起高難度的鋼琴彈奏，托尼認為自己有份來自天堂的禮物，就是在腦海中半隱喻的鋼琴樂音。

　　最後托尼彈琴的技術大大進步，而且有非常狂熱的表演慾望，各位讀者可以在 YouTube 影片中搜尋到他令人嘆為觀止的表演技巧，也能在 Apple music 裡面買到，據說是他

腦海裡不斷縈繞的旋律，那種天啓般的音樂。

　　托尼的故事在宗教家的眼中會是神的啟示。但是神經學家貝莉特·布羅加德（Berit Brogaard）認為托尼在腦傷之後被激發潛能，而且提出了一個假設，認為大腦受傷時，鼓勵了大腦區域之間新的聯繫，就像迷幻藥 LSD 作用一樣，把腦中的「快樂激素」——血清素（serotonin）的濃度增加還外溢。因此造就了他驚人的創作能力，並把它叫做「聯覺效應（synaesthesia）」，表示是大腦多個區域一起被觸動，造成了如此無法預測的效果。

　　目前這種腦傷之後忽然有過人創造力的人其實有不少報告，確切原因還不是非常明瞭，有人以「忽然學者症候群（Sudden Savant Syndrome）」或是「後天型學者症候群（Acquired Savant Syndrome）」來稱呼這群怪咖。

　　我必須先聲明，雖然我在 10 年內寫了 12 本書，超過百萬字的創作，但我沒有上述的腦傷經驗。

16

馬匹高速攝影，
電影放映機的原型

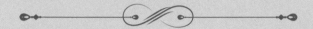

　　談到斜槓醫師托尼‧西科里亞的故事，提到了一個「後天型學者症候群」的名詞，它的原型其實是 19 世紀著名的攝影家埃德沃德‧邁布里奇（Eadweard Muybridge）。

　　邁布里奇並非一開始就是個攝影專家，原來的職業是一名書商，在 1860 年某個夏天乘坐馬車外出購買新書時，由於馬伕無法在陡峭的山路上控制馬車，引發馬匹狂奔，結果將他甩出車外，使得頭部受到了重創。

9 天後邁布里奇在一家醫院中醒來，這次的傷害造成嚴重的腦震盪，結果接下來 3 個月他飽受併發症之苦：癲癇發作、頭痛欲裂，暫時失去所有的聽覺、味覺和嗅覺。此時的他不僅頭髮斑白，性格開始轉變，由耐心優雅的書商，變成了莽撞衝動、脾氣暴躁的怪人。

　　後來他花了 5 年的時間，慢慢度過上述的併發症，這段恢復期他忽然迷上了攝影而且努力增進技術，因為拍攝優勝美地山谷（Yosemite Valley）的壯麗景色而名聞遐邇，精湛的技術也讓他和鐵路大亨利蘭‧史丹佛（Leland Stanford）結識，兩人最後更因為一個問題開始打賭。

　　史丹佛想證明馬在跑的時候四隻腳是可以離地的，不過邁布里奇卻認為不行，因此史丹佛給了邁布里奇一筆錢，希望他可以拍出馬在奔跑的連續照片，並且打賭 2 萬 5 千美元（折合今日大約 25 萬美元）來證明自己是對的。

　　當時照片成像因為快門很慢，照片也需要比較多的時間顯影，人眼不能分辨馬匹奔跑的過程，攝影當然也無法辦到，不過精於攝影技巧的邁布里奇卻辦到了，他在賽馬道上放置 12 個鏡頭，每個都拉一根絆線，當史丹佛的愛馬 Occident 奔跑扯斷了線，鏡頭便被觸發照相。

　　上述的裝置可以讓靜態的照片集結之後，變成多幀連續

投射圖像，是今日電影拍攝的雛型，邁布里奇稱這個裝置叫做「動物實驗鏡（Zoopraxiscope）」，他證明了馬在奔跑時四肢是可以離地的，好像可以飛起來一樣，這個奔馬圖可以在維基百科中找到（如圖6），也有將它們連結起來的動畫。

　　邁布里奇賭輸了，而且史丹佛也將這些攝影作品以自己的名字發表，刻意淡化邁布里奇的角色，不過他並不是很在

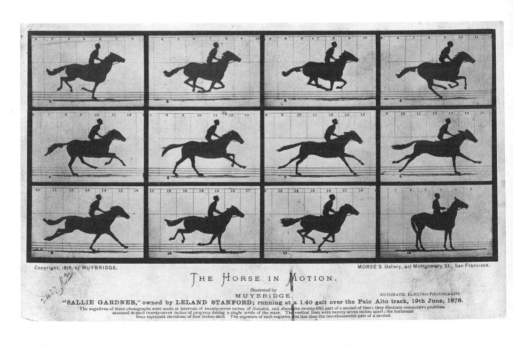

圖6.　邁布里奇進行馬匹高速攝影。（圖片來源：維基共享）

意，之後將心力投注在動物運動時的照片拍攝，而且還有好幾項攝影專利造福後輩。

但邁布里奇更令人津津樂道的是在和史丹佛打賭的兩年前，才槍殺了給自己戴綠帽的哈利‧拉金斯（Harry Larkyns），起因於太太芙蘿拉（Flora）趁著他專心工作不在家時，竟然和哈利珠胎暗結，生下了小哈利。

陪審團因為邁布里奇曾經腦部受到重創，有一定程度的精神障礙，因此認為他槍殺哈利無罪，這個結果比發現「馬奔跑時是四肢離地」的成就更引人注目。

17

醫師與藥師特調的
「薑汁汽水」

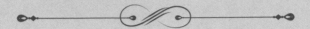

　　喜歡到酒吧喝調酒放鬆一下的朋友，一定對薑汁汽水（Ginger Ale）不陌生，因為不管是莫斯科騾子（Moscow Mule）、琴霸克（Gin Buck）或是月黑風高（Dark 'N' Stormy）都有它的影子，這種飲品能帶動流行，還要拜醫師與藥劑師之賜。

　　據說在英國 18 世紀左右，堅信薑能殺菌、增加抵抗力的祖父母們，會準備一種治療感冒的飲品給孫子，他們模仿

啤酒製法，將薑和糖水熬煮，最後加入酵母發酵，所以稱之為薑汁啤酒，這種家喻戶曉的偏方，漸漸成就了今日眾所皆知的薑汁汽水。

世界上第一批具規模且商業化的薑汁啤酒，是 1852 年一位名叫湯瑪斯‧坎崔爾（Thomas Cantrell）的北愛爾蘭醫師所調製販賣，當時是極為風行的軟性飲料，由於顏色較深（又稱 Golden Style），所含的薑汁比例高，因此口感比較辛辣。

另一個有名的薑汁汽水生產於美國，是一位底特律的藥劑師詹姆士‧弗那（James Vernor）所發明，他的故事就比較饒富傳奇性。據說 1858 年他在 Higby and Stern's 藥房服務，在內戰前試驗了許多種藥草浸泡生薑的液體來治療胃部疾病，參加完內戰後，打開儲存的橡木桶時，裡面的味道讓他十分驚豔，於是在 1866 年開設自己的藥房，販售這款 Vernors Ginger Ale 藥用飲品。

剛開始它標榜可以治療胃病，若加入檸檬汁混合熱水飲用，也可以治療喉痛及咳嗽，由於銷路不錯，讓其他藥劑師競相模仿。由於市場混亂，1888 年弗那決定從政，順利選上了底特律市議員，野心勃勃的他不只促成通過了污水處理法，幫助底特律成為日後的商業中心做準備，也為了讓未經

證實療效的藥物能夠合於一般常規，所以組建了密西根藥房委員會，建立起這個行業的法規，而第一張許可證就是發給自己經營的藥房。

當然很多薑汁汽水在這段時間都如雨後春筍般出現，上述講的兩款薑汁汽水已經沒有很大的市占，但不變的事實是任何一款薑汁汽水，管它有沒有薑汁的加入，皆是高碳酸的含糖飲料，和之後崛起的可口可樂是異曲同工之妙的東西，多喝對健康不是件好事。

18

漱口水的
真相

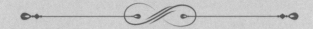

　　1865 年英國的外科醫師李斯特（Lister），受到法國細菌學家巴斯德（Pasteur）的啟發，為了解決手術後傷口感染的問題，開始有了「消毒（antiseptic）」的概念，選擇使用石碳酸（carbolic acid，又叫苯酚），對病人、手術器械以及傷口，在開刀前做足噴灑清洗的工作。

　　李斯特因此大幅降低手術後感染的問題，但是他的成就並未得到醫學界廣泛的認同，雖然在 11 年後受邀到美國費

城 1876 年的外科年會上做專題演講，可惜還是有不少人抱持懷疑的態度。

不過上述的成果顯然給了在美國聖路易工作的化學家約瑟夫‧勞倫斯（Joseph Lawrence）很重要的啟發，他在 1879 年發明了一種以酒精為基底的手術消毒劑配方，其中包括薄荷醇、水楊酸甲酯等等成分，為了向李斯特致敬，他將該項產品命名為 Listerine（李斯德林）。

勞倫斯為了將 Listerine 作為手術廣泛使用的消毒劑，1881 年將它的配方賣給一位叫做喬登‧惠特‧蘭伯特（Jordan Wheat Lambert）的藥劑師，隨後此人成立蘭伯特製藥公司，開始販賣 Listerine，不過有生意頭腦的他卻將使用範圍不斷擴大，包括治療頭皮屑、作為生髮劑和除臭劑以及地板清潔劑，最猛的是曾經也把淋病含在可以治療的項目。

1920 年代，Listerine 有了很大的銷售成長，原因是該公司創造了一個稱為「慢性口臭」的疾病，在廣告中以年輕的男性及女性為主角，把消除口臭變成是找到理想伴侶不可或缺的方法之一，不過誠如廣告學者詹姆士‧特維切爾（James Twitchell）所批評的一樣，製造 Listerine 的公司並沒有像製造「口臭」的方法一樣來製造漱口水，只是為了

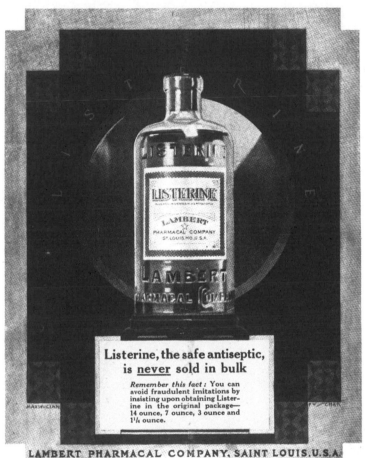

圖7　1925 年李施德林廣告。（圖片來源：維基共享）

可以增加它的業務範圍，但無論如何這樣的方法讓 Listerine 的銷售額在 7 年內，從年收 11 萬 5 千美金增加到了 800 萬美金。

1921 年到 1970 年代中期，Listerine 還被宣傳為感冒與喉嚨痛的預防及治療的藥物，不過由於太誇大它的治療效果，該項目被美國政府明令禁止拿來當成廣告。

不管大家有沒有使用過該產品，我必須說的是，因為其中曾經有高達 40% 的酒精成分，而且不是真的使用食用酒精，有些零星的使用者會發生漱口水中毒的情形，尤其是酗酒者及未成年的飲酒者，或許是被其中芳香的味道所吸引吧！

我無意和 Listerine 製造商為敵，甚至自己以前也使用過一陣子，如果大家有興趣可以在維基百科中找到它更多有趣的故事。

19

七喜汽水配方曾經含有安定
精神的藥物

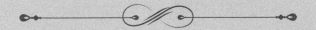

　　喜歡喝碳酸飲料的讀者們不會否認，當它入口那種沁人心肺的感覺有著安定心神的作用，尤其在炎炎夏日中來上一瓶，真的只有一個爽字可以形容。

　　如同我之前的著作所言，19 世紀末到 20 世紀初的美國，認為加入二氧化碳的飲品有養生的功能，因此能蔚為風潮，知名的可口可樂、沙士等等大都在如此的背景下產生，姑且不論其配方如何，像溫泉一樣冒著泡泡的碳酸飲料很多

以藥物的形式申請專利。

有人認為上述飲料裡的糖分，才讓人有身心舒暢的功能，但是底下談到的另一款碳酸飲料卻是不同的面向，就是大名鼎鼎的「七喜（7 Up）」，曾經在它的配方中還真有穩定精神的藥物存在。

話說在1890年，22歲的查爾斯・萊柏・格瑞格（Charles Leiper Grigg）搬到聖路易斯，1919年在碳酸飲料 Vess Jones 旗下的公司從事廣告和銷售工作，而且發明了一款名為「口哨（Whistle）」的飲品，可惜和管理高層產生衝突後只得離開。

已經做出興趣的他又改良了配方，發明了名叫「Howdy」的橙味汽水飲料，為了完成自己的夢想，於是和金融家艾德蒙・李齊維（Edmund Ridgway）及律師法蘭克・格拉德尼（Frank Gladney）開了一家飲料公司。

當時香橙味的碳酸飲品是由「Orange Crush」公司主導市場，所以格瑞格決定換個方向，試著改良了配方以檸檬酸橙口味打進市場，於是在1929年華爾街股市崩盤前的兩個星期，推出了名為「Bib-Label」的檸檬酸鋰鹽碳酸飲料，這可是他經過兩年測試得來的產品，甚至還申請了專利。

沒有資料談論到格瑞格為何選上鋰鹽加入到碳酸飲品

中，我的猜想是他應該參考了一些醫學期刊的著作。因為鋰鹽雖然當時還沒有被認定是治療精神病的藥物之一，但已有些醫師認為它有精神穩定的作用，所以格瑞格才會在產品的專利裡宣稱，自己發明的新飲品有安定飲用者情緒的功能。

攤開鋰鹽在醫學上應用的歷史，它是起源於 1847 年的倫敦內科醫師加羅德（Garrod），他在痛風的患者血液中發現了尿酸，於是研究以鋰鹽作為痛風的治療藥物；至於將鋰鹽作為精神科用藥的美國先驅是 1870 年代在費城的神經學家塞拉斯・威爾・米切爾（Silas Weir Mitchell），他最早提及溴化鋰作為治療一般的神經質（Nervousness），我沒有辦法證明格瑞格看過這些資料，但也不相信他可以憑空想像鋰鹽有安定精神的作用。

但是不管如何，格瑞格的策略是對的，之後不僅把「Bib-Label」簡化成琅琅上口的「7 Up」，還把公司的名稱叫做「7-Up Corporation」，短短不到 10 年，它就成為全美第三大暢銷的碳酸飲料，至於美國政府禁止鋰鹽加入碳酸飲料中的命令，也得要等到它上市 20 年之後，迄今為止「7 Up」的配方至少也改了超過 10 次以上。

20

極地遇險吃狗續命，
竟發生行為舉止怪異

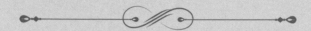

2022 年 8 月 29 日國衛院發表了一篇研究，發現未罹患失智症風險的年長者，若每年服用活性維生素 D3（Calcitriol），其日後發生失智症風險是未服用者的 1.8 倍，而且若失智症患者每年服用維生素 D3 超過 146 天，其死亡風險是未服用者的 2.17 倍。

上述的報告可能對長期服用各式維生素以促進身體健康的讀者來說有些恐怖，但很多事是過猶不及，以當今世界

的生活水平而言，缺乏營養大概是那些沒辦法維持生計的族群，這些人一日之所需都有問題，更遑論有錢買維生素補充，自然所謂的維生素中毒事件不會發生在他們身上。

如果不相信維生素過量會造成不良的後果，在此就分享一個小故事，它是澳洲的南極探險隊，發生在 1912 年 1 月，主角名為道格拉斯・莫森（Douglas Mawson）。

他所率領的探險隊停泊於南極海岸的英聯邦灣（Commonwealth Bay），因為天候十分惡劣，為了讓探險計畫能夠順利進行，所以他們被分成了四組，一組留在原地成立大本營，另外三組則前往南極內陸從事科學研究工作。

莫森領導其中一組只有三人的「遠東海岸隊（Far Eastern Party）」，另外兩位是軍官貝爾格雷・寧尼斯（Belgrave Ninnis）以及澤維爾・默茨（Xavier Mertz）博士，他們帶著 16 隻哈士奇以及 1720 磅的食物與裝備。

很可惜在過程中出了不少意外，尤其是寧尼斯不小心跌入了 150 公尺深的冰架裂縫裡，不只犧牲了生命也將食物一起葬送。為了搶救寧尼斯及裝備耗費了莫森兩人很大的時間和精神，最後他們放棄了努力，只能靠著剩下的狗兒當食物，克服惡劣天氣返回 320 公里外的大本營。

過了一段時間後，默茨不知道為何有精神錯亂的現象，

不僅破壞僅有的裝備，而且身上的皮膚像是剝落的牆面一樣，讓他痛苦難耐，甚至為了測試自己小指是否凍僵，把它放到口中咬斷吐了出來——發生這件事情沒幾天，默茨在某天清晨就一命歸西了。

歷經了千辛萬苦，莫森在視力模糊、肌肉無力、精神不濟，落髮和全身皮膚大面積乾裂、剝落後回到大本營，體重更減輕了一百磅，花了好長一段時間才恢復。

理論上剩下的狗兒當成食物，可以支撐莫森兩人回到大本營的時間，身體狀況不應該變得如此——後世的科學家依據莫森的紀錄以及照片，推斷他和默茨是吃了太多雪橇犬的肝臟而來，因為裡面過多的維生素 A 造成中毒現象，也才能解釋默茨在死前即便沒有食物缺乏，卻有如此怪異的行為舉止。

基本上我是相信這樣的推斷，維生素是為了補充營養不良的治療藥物，如果過量且不正常的攝取，反而會自蒙其害。

21

鏈鋸是為幫助女性
分娩而發明

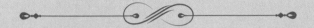

《德州電鋸殺人狂》（*The Texas Chain Saw Massacre*）
是 1974 年上映的美國電影，雖然內容血腥暴力，也在發行
後遭到上映的阻力，但日後片中以電動鏈鋸肢解被害人的
畫面，竟成為暴力美學的經典，尤其在 10 年之後知名影星
艾爾・帕西諾（Al Pacino）藉以崛起的電影《疤面煞星》
（*Scarface*），片中也使用了相同的手法。

　　不過讀者們可能不知道，鏈鋸的發明不是為了砍樹，

或是為了鋪陳在電影裡給那些變態殺手的工具，它可是為了救人而設計的，最初是讓外科醫師能替那些難產的孕婦實施「恥骨聯合切開術（symphysiotomy）」，將左右骨盆之間的軟骨切斷，擴大骨盆腔的範圍以利胎兒生出，不過大家不要誤會了，它並不是今日仍在使用的剖腹產方法，其切開的範圍並沒有達到子宮內。

西方醫學大概在 16 世紀末期，就有大膽的外科醫生為難產的孕婦實施剖腹產，可惜因為失血的風險，以及之後縫合的困難，所以一直是很難突破的瓶頸，個案數是零零星星，因此由外陰部將恥骨聯合切開，讓胎兒得以有較大的範圍通過產道，不失為又快又方便的方法。

可惜用刀來切開恥骨聯合還是有一些困難度，於是在 18 世紀後期兩位英格蘭外科醫師約翰・艾特肯（John Aitken）及詹姆斯・傑弗雷（James Jeffray），設計出了一種工具讓恥骨聯合切開更方便快速（如圖 8），它是一個手搖的軟鏈鋸，發想來自手錶的錶鏈，操作的方法像今日的削鉛筆機動作一般，藉由搖桿轉動把鏈鋸當刀用，不過您放心，平躺在床上難產的孕婦，是無法看到醫師對她做出如此恐怖的行徑。

有人會問，這樣病人不就會很快死掉嗎？不要忘了在

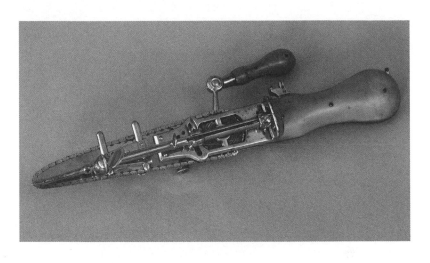

圖 8　用於切割骨頭的鏈鋸。（圖片來源：維基共享）

那個年代沒有抗生素、止血器材及相關先進的手術設備，外科醫師就必須像武俠電影裡面講的一樣，動作必須「唯快不破」，能夠以最快的方法完成手術，就可以替止血關傷口增加時間，慢吞吞的人反而讓患者死得更快。

　　上述的手搖鏈鋸由於使用及攜帶非常方便，讓骨科醫師也將它應用於關節手術裡，尤其在電力發明以後，電動的鏈鋸讓外科醫師使用得更得心應手。

　　拜工業革命之賜，器械的製造不只精準與完備，而且能

大量生產，不知道是哪位仁兄突發奇想，把這個醫療器材介紹給木材商，於是更大更利的電動鏈鋸終於在 1905 年使用在伐木業。

電影編劇在 1970 年代以後不知道是哪裡來的靈感，把上述的電動鏈鋸變成令人血脈賁張的殺人工具，如果我不說，你怎麼知道它剛開始是為了救人而發明的呢？知道這個故事之後不免令人莞爾。

22

杜松子酒是哺乳期的
營養品

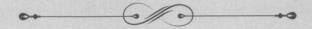

　　目前臺灣跟上世界衛生組織的建議，對於新生兒強調以
母乳餵哺為主，任何新生兒的營養品不得做廣告促銷，希望
我們下一代避免在出生不久就受到加工食品的影響。

　　正因為如此，各種哺乳期母親的營養補充已經是這個
時代的顯學，和懷孕期間的重要性不相上下，所以我們可以
看到各大網站平臺都有營養師推薦補充營養的方式，增加如
DHA、鐵、鈣及多種維生素的攝取。

我不是婦產科醫生，講了這麼多只是為了鋪陳底下的小故事，因為在 17 世紀的歐洲，有款哺乳期的營養品讓我大開眼界，那就是夜店裡許多調酒基底的杜松子酒（又叫琴酒）。

　　杜松子酒在西方的醫學史是項傳奇的飲品，主要來源是杜松子（Juniper berry），在古埃及的莎草紙上紀錄它可以用來治療黃疸、腹部絞痛，甚至提高性能力。

　　杜松子被摻入酒精起始於古羅馬時代，根據公元一世紀的醫師迪奧斯科里德斯（Dioscorides）的建議，將杜松子浸泡酒中是治療胸痛最好的方法，不過同時期的老普林尼（Pliny the Elder）有不同的意見，他指出注入杜松子的紅酒可以收斂腸胃。

　　從此以後杜松子一直是治療多種病症的首選藥物，例如在 14 世紀歐洲的黑死病肆虐時，醫師建議在家中焚燒杜松香，在皮膚上塗抹杜松油，並飲用它製成的甘露酒，必要時可以燃燒它來蒸薰身體和消毒整個住所，也因為杜松子被擴展到醫療的用途，它也被製成防範瘟疫的消毒劑。

　　在 17 世紀荷蘭勢力崛起後，腦筋動得快的商人開始在蒸餾過後的高濃度酒精裡加入杜松子，由於受到大家的歡迎也開始量產，含杜松子的酒「Jenever」成為一款可以在藥

房裡販售的治療飲品，有人拿來治療腰痛、膽結石、痛風以及常見的胃痛。

　　由於普遍認為這種酒可以促進健康，不知道哪個天才建議哺乳期的母親以及提供奶水的乳母，必須要喝這款酒讓它的功效傳遞給新生兒。所以我們才可以看到荷裔英國釀酒師，一位杜松子酒鐵桿的支持者威廉‧沃斯（William Worth）在他的著作中提到：

　　「這是荷蘭人普遍習俗，當孩子受到風寒荼毒時，母親會在替孩子哺乳時喝杜松子酒，讓他們的病得以痊癒。」

　　相信他的話是代表那個時期杜松子酒當成母親們哺乳期重要補品的註腳，不知道現在喜歡喝琴酒為基底來調酒的女性朋友們，心裡會有什麼樣的想法？

　　但現代的婦產科普遍認為不論是懷孕或哺乳中的婦女都不應該攝取酒精，以免對孩子造成危害。

23

電氣風呂藉由水中電流
放鬆肌肉

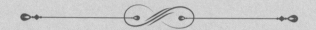

　　旅遊節目中介紹日本溫泉沒有什麼稀奇，但是其中有個京都百年錢湯（即公共浴池）「船岡溫泉」，值得我在這邊介紹一下，除了它被規劃為日本的國有文化財外，更重要的是它是日本第一個「電氣風呂（Denki Buro）」的發源地。

　　所謂的「電氣風呂」就是在浴池的兩邊放上電極，通電後產生微量的電流，使得泡澡的人身體產生觸電的感覺，據此放鬆肌肉以達到出汗的效果，藉以宣稱有醫療的功能——

日本的「電氣風呂」並非是獨創的概念，依據史學家的考證，大概是 1920 年代之後從歐美引進，而這種治療的概念應該是從維多利亞時代就風行的「電氣浴（electric bath）」而來。

西方發現電可以當成醫療用途的故事，在我的著作裡已經談到不少，所以在此不再贅述，但是電氣浴的由來還是可以掉一下書袋。

話說在 18 世紀以來，電的發現給了美國開國元勳富蘭克林靈感，他不只發明了避雷針，也用電來治療一些癱瘓的患者，所以日後就把這種使用電力在患者身上產生刺激的過程叫做「富蘭克林化（Franklinization）」，不過它的療效不一，所以以電力來治療病人的方法，讓庸醫和正牌醫師之間的界線變得十分模糊，而關於電氣浴最有名的例子，當數 1836 年在英國蓋伊醫院（Guy's Hospital）的醫師戈爾丁·伯格（Golding Bird）最有名。

伯格設計的電治療方法是將電極接近，甚至連接到患者身上，利用發電機產生電流讓他們如同「沐浴」在電中，而使得這種方式叫做「電浴」（如圖 9），如果患者是處於黑暗的房間裡，他周身可以看到發光，甚至可以使頭髮豎直，此時病人會感到發熱出汗及心率增加。

當然伯格的貢獻不只如此，現今還有人使用的電艾灸（electric moxa），也是屬於他的發明之一。

　　由於使用電來治療患者的人越來越多，醫師彼此的經

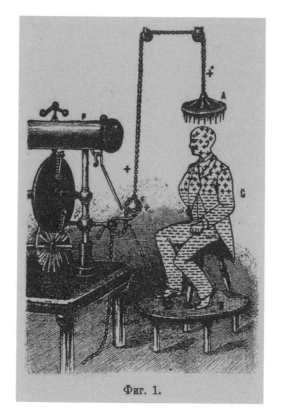

Фиг. 1.

圖 9　將大電極靠近患者身體進行靜電感應，為患者充電。（圖片來源：維基共享）

驗分享之後該用多少電壓以及時間，使後續的人更能得心應
手，於是在浴池中導入微量的電流（如同電鍍的原理），讓
行動不便的人可以享受這種麻痛及心跳加速的治療方法更加

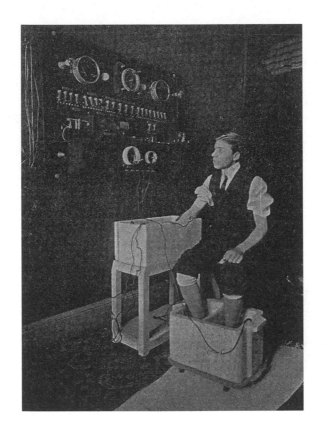

圖 10 接受水電浴的患者。（圖片來源：維基共享）

容易。

　　至於一般人都不想全身弄得濕答答的，還有小型浸泡的電浴設備可以使用，如圖 10 照片中的男子同時將下肢及手浸泡在通電的盆子裡，就不需要袒胸露肚接受治療，因此這種治療方式最後傳到日本的船岡溫泉也不足為奇了。

　　目前國外還是有很多類似的商品使用於私人診所裡，其所號稱的療效和 100 多年前幾乎沒有什麼差別，說句實在話，它們並不是主流醫學所推薦的治療方式，所以聽聽就好，我也不想說太多，免得有好事之人來引戰。

24
偵探小説的角色
個個都是用毒高手

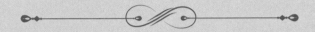

　　相信看過《東方快車謀殺案》（*Murder on the Orient Express*）的讀者一定會很欽佩這部作品歷久不衰的地位，因為小説是在 1934 年出版，1974 年第一次改編成電影之後，還是有很多導演繼續挑戰重新詮釋它，所以祖孫三代可能都看過同一部電影，不過主角都是不一樣的演員來擔任。

　　寫出《東方快車謀殺案》的是英國作家阿嘉莎・克莉絲蒂女爵士（Agatha Mary Clarissa Christie），本身也是個傳

奇人物，不說你可能不知道，她是人類史上最暢銷的作家之一，總共創作了 80 本以上的偵探小說，作品曾被翻譯超過 103 種語言出版，總銷量已經超過了 20 億本，目前只有聖經及大文豪威廉·莎士比亞的作品總銷量超過她，因此克莉絲蒂被奉為「偵探小說女王（The Queen of Crime）」。

克莉絲蒂成功之處並非以血腥暴力場面來豐富她的作品，小說中的兇殺案幾乎需要如剝洋蔥般的層層揭開謎團，尤其還有很多受害人是被毒死的，兇手操作的手法讓很多讀者懷疑，那些製作毒物的技巧，是不是有什麼專業人士在背後指導克莉絲蒂？

其實翻開克莉絲蒂的成長背景，就不會懷疑她為什麼會有如此的功力，因為在第一次世界大戰期間，她先後在一間醫院及一所藥房工作過，而且在 1917 年通過了藥劑師的資格考試，其傳記作者珍妮特·摩根（Janet Morgan）更提到，那個時期毒物學已趨於成熟，所以各種毒物的外觀、特性、來源以及活性等等都有相當詳細的記載。

因此在克莉絲蒂的創作筆記裡，就有提到相關毒物的描述，例如麥角（ergot）提取液有腐肉的氣味，火棉膠（collodium）的味道像乙醚，其他如生物鹼（alkaloids）、毛地黃（digitalis）或嗎啡更有建議的劑量。

另外克莉絲蒂也說過一個故事。在藥房工作期間一位被她暱稱為 P 的藥師，隨身會攜帶著一包箭毒（curare，現代麻醉劑發展常提到的肌肉鬆弛劑原型），當被問及為何要如此做時，他告訴克莉絲蒂：「它含在嘴裡沒有任何傷害，但是一旦進入血液中，就足以讓人癱瘓、殺死你。」P 藥師是為了讓自己「看起來很強大」才如此做，相信這個答案震撼了克莉絲蒂。

　　克莉絲蒂初試啼聲之作《史岱爾莊謀殺案》（*The Mysterious Affair at Styles*），就展現了她對於利用毒物串起扣人心弦謀殺案的能力，偵探赫丘勒・白羅（Hercule Poirot）為了找出死者英格拉霍普夫人為何神不知鬼不覺被馬錢子鹼（strychnine）毒死，展開了如組合犯罪拼圖般的情節。

　　原諒我沒有提到克莉絲蒂小說中如何使用毒物殺人的方式，原因除了不想破哏外，更基於專業考量，不應該去強調重要細節讓有心人模仿。

25

毒蜥蜴唾液能
醫糖尿病和減肥

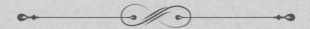

　　2020 年衛福部核准上市，用來治療第二型糖尿病的
注射劑善纖達（Saxenda），由於使用者有將近一半的人體
重可以下降 5%，甚至 1/4 的人可以讓體重下降超過 10%，
因此最近造成非糖尿病患者的瘋狂購買，2020 年的下半年
臺灣缺藥情況嚴重，反而使真正需要使用到此藥物控制血糖
的患者沒有辦法拿到該藥的窘境。

　　這種俗稱瘦瘦針的藥品，其實美國食品藥物管理局

（FDA）及歐洲早已經開放給肥胖患者來使用，它的主要成分是利拉魯肽（liraglutide），是一種昇糖素類似胜肽（glucagon-like peptide 1，簡稱 GLP-1），由人體遠端的迴腸及部分的大腸所分泌，以調節降低血中葡萄糖濃度，尤其更能控制大腦來抑制食慾，延遲胃部食物的排空，進而讓使用者對食物的期待降低，因此不只對糖尿病患者有療效，更能夠降低體重。

上述的瘦瘦針其實市面上有好幾種，大抵都是基因工程所合成，但是如果我說出此藥物的來源，可能會讓那些偷偷買來使用降低體重的貴婦們大吃一驚。

20 世紀初開始，糖尿病就成為研究者的重點，經過了幾十年的研究，有人發現 GLP-1 可以調節及降低血糖，可惜技術不佳，不管是人體或者是動物身上所分離的 GLP-1 半衰期都非常的短，因此要將它作為臨床上的使用有相當的困難。

事情的轉機在 1980 年代，美國腸胃病學家約翰・伍（John Eng），偶然發現在美國毒蜥（Gila Monster，圖11）的毒液會導致胰臟發炎，而胰臟是製造胰島素的所在，於是經過了幾年的努力，發現毒蜥的唾液中有一種類似GLP-1 的胜肽 Extendin-4，他有預感可能找到了治療糖尿病

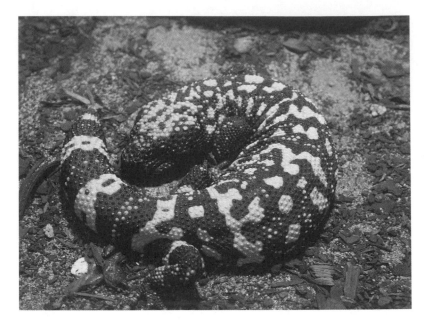

的新曙光，於是說服了太太花了一大筆錢替它申請專利。

　　由於自己並非財力雄厚的公司，要將 Extendin-4 製成藥物還有一段非常辛苦的路要走，於是他試著聯絡幾間大藥廠，可惜都吃了閉門羹。

　　一切的轉變在 1996 年的美國糖尿病協會上，伍的海報激起了艾米寧製藥公司（Amylin Pharmaceuticals）的負責

人安德魯・陽（Andrew Young）的興趣，因為他發現恩格分離出的 Extendin-4 不只類似 GLP-1 的效果，在小鼠體內至少超過 4 個小時才會被降解，不過本身自己負責的藥廠財力也不雄厚，最後得到禮來藥廠（Eli Lilly and Company）大筆資金挹注，才能有今日治療糖尿病新型藥物的出現。

當然我們使用的這些 GLP-1 類胜肽的注射劑不是真的從毒蜥的口水來製造（產量太少也不人道），而是透過生物工程學家的努力，找到其中有效的結構再予以修改，大大提高了它的產能，當然它也並非是治療肥胖的聖杯，除了它有一定的副作用之外，我常常講的──肥胖是習慣，只有一小部分真的是病。

26

溫柔護士
16 年殺 400 人

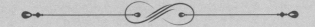

2022 年 9 月「多倫多國際電影節（Toronto International Film Festival）」上映了一部由潔西卡・雀絲坦（Jessica Chastain）及艾迪・瑞德曼（Eddie Redmayne）擔綱演出的美國電影《死亡天使》（*The Good Nurse*），因為他們精湛的演出，得到很多影評人正面的評價，沒有多久它也於 Netflix 串流平臺上架。

光聽英文片名讀者會覺得是一部溫馨感人的醫療電影，

可惜並不是。電影男主角是一位有著令人髮指惡行的男護士，其原型是發生於上世紀末到這世紀初，被媒體暱稱為「死亡天使（Angel of Death）」的查爾斯・庫倫（Charles Cullen）。

在 16 年的職業生涯中，庫倫於紐澤西的幾家醫院裡任職，承認犯下了 40 起以上病人的謀殺案，其中 29 件有官方的證實，但根據貼身採訪過他的記者表示，受害人可能達到 400 位以上，落差這麼大其實暴露了美國對於治療用的藥物管制不夠嚴謹、醫院內的內部管控出了問題，更重要的是大多數的醫院抱著「家醜不可外揚」的心態，讓庫倫的罪行一直沒有得到完整的調查。

庫倫於 1986 年畢業後開始擔任護士，他所承認的第一起謀殺案發生於 1988 年的聖巴拿巴（Saint Barnabas），根據犯罪自白顯示，他所使用的手法非常高明，就是給予患者注射一些用於治療疾病的藥物，如胰島素或毛地黃等等，但是對於這些被害人而言是不需要，甚至可能有害，有紀錄顯示 1992 年他所服務的醫院雖然認為他有可能謀害病人，但苦無證據只能讓他離職。

從此之後到 2003 年為止，庫倫曾經因為情緒不穩輕生而短暫離開過工作一陣子，但是在 2003 年的 10 月份，

在他所服務的薩默賽特醫學中心（Robert Wood Johnson University Hospital Somerset）發現一名患者死於低血糖，有人向州政府告狀而介入調查，這時官方才發現從 8 月份開始，庫倫所照顧的病患就有不少人使用不必要的胰島素高劑量注射，他最後僅以解職收場。

最後能夠讓庫倫定罪的關鍵是護士艾米·洛倫（Amy Loughren），她對於庫倫以不正當的手法利用過量藥物害死病人非常震驚，於是主動向警方檢舉，然後再與他溫情的通話，循循善誘之後讓監聽的警方釐清了一些真相，才能讓庫倫遭到逮捕。

庫倫接受審判的過程也是十分精彩，除了利用情緒不穩想以精神疾患脫罪外，更善用談判技巧，以避免死刑的方式來說出更多犯罪的經過，其實有更多被害人他以年代久遠，記憶如同迷霧般巧妙規避回答，目前他被判多個終身監禁，還在服刑中。

其實整件事我們要佩服的是艾米，她本身有心臟病在接受治療，為了配合警方調查，除了暗地裡收集了庫倫的犯罪事證之外，還得戴上監聽器與他對話，她日後接受專訪時表示：「我真的冒著一切風險確保他身陷囹圄。」──她才是「好護士」片中的主角。

27

治療糖尿病的
神奇藥物

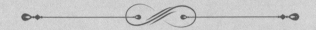

　　第二型糖尿病患者的第一線口服用藥二甲基雙胍（dimethyl biguanide，商品名 Metformin）很特別，因為它可以追溯到中世紀使用的山羊豆（*Galega officinalis*），在 1653 年的西方藥典裡，它就用來治療蠕蟲、癲癇、發燒甚至是瘟疫。18 世紀著名的自學醫師（他只有接受藥劑師的學徒訓練）約翰・希爾（John Hill）推薦它可以治療口渴與頻尿，他不知道自己誤打誤撞治療了糖尿病。

有趣的是山羊豆從 1891 年引入北美後，一直到現在都被歸類為有害植物，不過在 1920 年代左右，有學者發現它未成熟的豆莢裡有單胍的衍生物，最後其合成物「合成苯胺」，竟然是降低血糖的有效成分，但是後來這個研究因為 1930 年代胰島素引進治療糖尿病之後，研究人員就興趣缺缺。

　　事情的轉機在第二次世界大戰，由於海運被戰爭阻擋，美洲治療瘧疾的金雞納樹皮無法運出，於是合成抗瘧疾藥物成為各大廠爭相發展的目標，於是二甲基雙胍被合成了。1949 年有學者在菲律賓使用它治療瘧疾，結果意外發現對於流感也有一定的療效，當然接受此藥物的患者也顯示有血糖降低的趨勢。

　　1956 年，一位在二戰成為戰俘的法國醫師讓・斯特恩（Jean Sterne）在巴黎的亞龍研究所（Aron Laboratory）任職，在實驗室負責人揚・阿隆（Jan Aron）的鼓勵下，與他的藥劑師同事丹尼斯・杜瓦（Denise Duval）一起工作，開始了一項雄心勃勃的計畫，研究幾種胍基化合物（包括二甲基雙胍和苯乙雙胍）在正常和糖尿病動物模型中的藥效學。不知不覺中，他們重複和擴展了 1920 年代對胍基化合物的研究，並重新注意到高劑量、有限的降糖特性和高毒性等問

題，他們挑選出二甲雙胍用於糖尿病的研究，發現正常和糖尿病動物模型中的降糖功效和最小的副作用。

　　隔年斯特恩將上述的研究成果發表於醫學期刊中，他在其中預言二甲基雙胍能成為第二型糖尿病口服降血糖的明日之星，在特定的劑量下它的毒性跟耐受性可以和控制血糖取得平衡，最終它以「噬葡萄糖者（Glucophage）」成為第一次上市的商品名。

　　日後有很多學者都感念斯特恩對於二甲基雙胍敏銳的探索精神、驚人的實驗設計，以及敏銳的臨床第六感，不過他在 1996 年的專訪時卻說：「當我回顧自己一生時，我可以肯定地說我在地球已完成了一個使命，而二甲基雙胍就是見證。」

　　不過如同我之前所談到的，現今第二型糖尿病的第一線口服二甲基雙胍藥物與中世紀的藥草似乎沒有非常大的區別，儘管它的成分簡單有效，可惜仍有不少關於它安全性警示不定期被發布，尤其是羊豆目前依舊是美國聯邦 A 級毒草，所以在此我想用中世紀的名醫帕拉塞爾蘇斯（Paracelsus）的話做為本文結束的註腳：「正確的劑量可以區分毒藥和有用的藥物。」

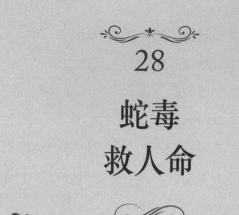

28

蛇毒
救人命

1982 年英國著名的藥理學家約翰‧范恩（John Vane），和兩位瑞典生化學家蘇恩‧伯格斯特龍（Sune Bergström）及本特‧塞繆森（Bengt Samuelsson）共同獲得了諾貝爾生理學獎，其中范恩是於 1971 年時在阿斯匹林裡找到了乙醯水楊酸（acetylsalicylic acid），發現它是抑制前列腺素而產生作用，而且在 5 年後他更挖掘出「前列環素前列腺素（prostacyclin prostaglandin）」──它可以擴張小血管，更

可以抑制由血小板主導的血液凝固作用。

　　雖然有這項研究學人最高的榮譽加持，但范恩更為人津津樂道的成就是發現了某種高血壓治療藥物的前驅物質，就是巴西蝮蛇（*Bothrops jararaca*）所產生的毒液。

　　1950 年代中期，醫學研究發現「血管收縮素轉化酶（angiotensin converting enzyme, ACE）」負責將「血管緊張素 I（Angiotensin I）」轉變成「血管緊張素 II（Angiotensin II）」，而後則是產生高血壓的重要因子。1968 年范恩在皇家外科實驗室中發現，來自巴西蝮蛇毒液裡的某種物質（後來被證明為緩激肽，bradykinin）可以抑制狗肺中的 ACE 活性。

　　根據上述的發現，范恩向美國藥廠，即現在施貴寶藥廠（Bristol Myers Squibb）的前身 E. R. Squibb & Sons，提出 ACE 抑制劑（ACE inhibitor，ACEI）研究計畫，希望就此找出治療高血壓的藥物，可惜該公司的醫療顧問非常謹慎，認為它只對部分惡性高血壓的患者有用，回絕了此計畫。

　　但之後的幾年，由於有越來越多的證據顯示高血壓是心血管疾病的重要因子，於是施貴寶公司重新開啟了這個計畫，利用巴西蝮蛇的毒液為模版，合成了非常多種 ACEI，其中名為「Captopril（卡托普利）」被發現具有口服治療的

有效性，一種由巴西蝮蛇毒液改良的抗高血壓藥物變成了新希望。

1981 年卡托普利獲得美國 FDA 批准上市，成為高血壓治療的藥物之一，所以巴西蝮蛇的標誌之後經常在高血壓會議中出現，尤其在 1984 年巴西聖保羅舉辦的重要醫學會議上，它變成展場裡面一個重要的圖騰，與會的代表甚至有機會參觀蛇場，一窺這新藥由來的神祕面紗。

可惜卡托普利有不少的副作用，之後有許多公司修改其分子式，找出降壓更有效、副作用更小的同類 ACEI 藥品，其中就屬默克公司的改良品「依那普利（Enalapril）」最風光，1988 年它成為該公司第一個年銷售額超過 10 億美元的金雞母。

目前 ACEI 及其多種衍生物，仍是治療高血壓的首選藥物，族繁不及備載，不過大概也只有醫師才會有興趣想知道是哪一些吧？

29
笑容真不真？
杜鄉的微笑告訴你

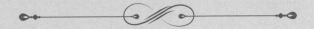

　　笑臉迎人一直是廣結善緣的好方法，俗語說「伸手不打笑臉人」就是最好的解釋，可惜有些人不知道是個性問題還是心機太重，容易被別人說成是「皮笑肉不笑」，事實上真的有所謂真心的笑容這件事嗎？其實在學術的研究上是有的，而被大家公認真心微笑的研究應該是以法國的神經學家杜鄉（Guillaume-Benjamin-Amand Duchenne）為代表。

　　1835 年杜鄉開始試驗以「電穿刺」的方式，一種使用

尖銳的電極插在臉部皮膚下，接著刺激肌肉看表情的變化，因為他受到19世紀流行的「面相學（physiognomy）」影響，想確定人臉的肌肉如何產生與內部靈魂直接相關的證據，他的實驗還利用當時剛發明的相機來記錄，不難發現它產生了很多扭曲或是古怪的表情（如圖12）。

其實杜鄉還認為人臉是一種地圖，其特徵是可以編纂為精神狀態的分類，他更相信人的表情是通向靈魂的門戶，所以在多年的研究之後於1862年出版了《人類面部表情的機制》（*The Mechanism of Human Facial Expression*），其中確定了13種主要情緒，而這些情緒表達分別是由面部42塊肌肉收縮與扭動的結合。

而關於笑容，杜鄉發現真心的笑容和皮笑肉不笑的差別，在於「眼輪匝肌（orbicularis oculi）」有無收縮，用最簡單的說法，就是當人們笑起來時是否在眼睛的周圍擠出魚尾紋，有這種皺紋的表情就是發自內心的微笑，因此後世的學者就稱它是「杜鄉的微笑（Duchenne Smile）」。

美國心理學家保羅・艾克曼（Paul Ekman）是杜鄉重要的信徒，他整理了一些有關於這種微笑的研究，最有名的莫過於1950年代職業運動員的照片統計，有學者發現照相時露出杜鄉微笑的人，有70%的人活過80歲，而其中最重要

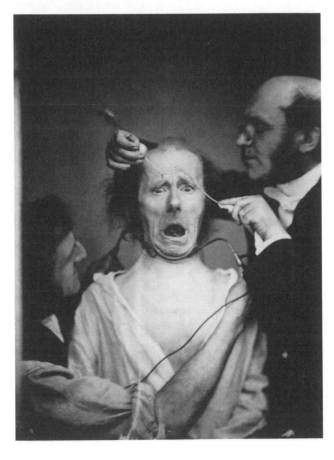

圖 12　面部表情力學的演示。(圖片來源：維基共享)

的原因大概是這種發自內心的愉悅感，其實是由大腦左額葉皮質所掌管，它造成的心情寬闊開朗自然讓人長壽。

當然也有學者抱持不一樣的態度，認為這種笑容可以偽造，只是並非每個人都能做到，所以有人提出期刊上的研究也顯示了保齡球員擊球時都是面無表情，只有在轉身和別人互動時才有笑容，曲棍球的球員大部分也是在社交活動時才會有愉悅的表情，說明了微笑和社交動機之間才是主要的關聯，真不真心似乎沒有那麼重要。

如果你問我的意見，當然我是相信杜鄉微笑的存在，但是我更想說，人生不需要那麼嚴肅，別人對你笑，即使知道它是假的，也不要太在意，因為有很多人是笑不出來的，例如那些剛拉完臉皮的女星們，一定不可能有杜鄉的微笑——容光煥發的代價是可怕的，那些人不敢也不可能笑起來露出魚尾紋。

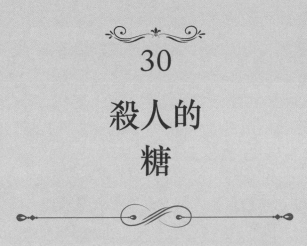

30

殺人的
糖

　　許多歷史資料顯示希特勒是重度嗜糖者，一般人在一杯茶裡可能加幾顆方糖就可以了，但是他會在茶杯裡裝入滿滿的方糖，讓它變成是糖茶；另外希特勒每天也要吃掉兩磅的巧克力，而且喝酒也要加糖攪拌，所以二戰末期在柏林地堡中度過悲慘的日子時，一嘴爛牙令他更加痛苦。

　　對於希特勒如此噁心的嗜糖習性，並不是最可怕的，還有一件令人感到毛骨悚然的事情就是他也利用製糖的副產

品，來從事慘無人道的大屠殺。

　　整件事情的原委在 19 世紀工業革命之後，廉價勞工慢慢消失，以至於蔗糖價格上漲，各國開始尋找其他製糖的可能，而德國選擇加工甜菜來替代，尤其納粹投入大量資金補貼這個產業，使得希特勒贏得農民的支持，但為什麼他支持甜菜製糖？相信前面的小故事可以解釋一切。

　　利用甜菜提取糖分時，會留下大量殘渣，德文叫做 schlempe（糟粕），一種讓人棄之可惜的黏糊物，不過在 1930 年代起，這個不起眼的殘渣有了新用途，原來在密閉容器中加熱它，就會有氰化物的產生，最後變成 1940 年代德國納粹開發的殺人武器。

　　第一次世界大戰期間，德國的化學家佛列茲・哈伯（Fritz Haber）利用氰化物發明了一種除蟲消毒劑叫齊克隆（Zyklon），之後有人將這個配方修改，做成第二代的產品叫齊克隆 B（Zyklon B），密封在鐵罐中，打開來可以當作煙燻及除蝨劑（如圖 13），因為效果不錯還當成外銷產品，1929 年美國海關進口它，用在貨運車廂及墨西哥入境者的衣物滅蟲之用。

　　起初德國納粹用齊克隆 B 來消滅斑疹傷寒的病媒害蟲，1942 年到 1944 年之間，它在德國的銷量為 729 噸，

其中 8% 銷往集中營，惡名昭彰的奧斯威辛集中營（Konz-
entrationslager Auschwitz-Birkenau）採購了 23.8 噸，根據記
錄僅有 6 噸用於真正滅蟲之用，其餘的就用於毒氣室屠殺猶
太人，根據上述的報告，我們可以說製糖業是德國納粹死亡
機器中一個重要的齒輪，相信聽到這個故事的讀者會不寒而
慄。

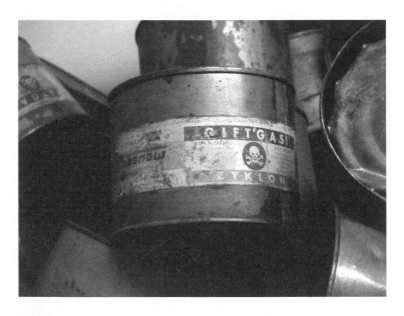

圖 13 奧斯威辛集中營博物館展示的齊克隆 B 空罐。（圖片來源：
維基共享）

齊克隆 B 在第二次世界大戰之後，捷克的德拉西沃卡（Draslovka）公司位於柯林（Kolin）的工廠還生產了一陣子，目前也沒有在販賣了。

31

巨大的衝擊力量
如同死穴被擊打

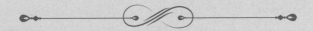

　　武俠小說中的高手，常常可以利用過人的功夫打敗對手，甚至可以取人性命，招式和武器姑且不說，有一門點穴的武功，可以利用戳或擊打特別的穴位造成傷害，其中最玄奇的當屬死穴被點到之後，敵人會當場斃命。

　　對於小說裡這種言之鑿鑿的講法，可以說是「外行人看熱鬧、內行人看門道」，因為在醫學上確實可以說得通，中醫的理論是依經絡之說，可以找出被擊打之後造成氣血淤

滯，甚至死亡的地方，如乳根、鷹窗、巨闕等等，分軟麻、昏眩、輕和重四種，各種皆有九個穴，合起來為三十六個致命穴，還有配合的歌訣。

至於西方的醫學雖然沒有談到死穴，但是因為受傷的方式，也會等同如死穴被擊打的效果，這種傷害叫做「Commotio Cordis（Commotio：激動，Cordis：內心的）」，也會讓受傷的人命喪當下。

Commotio Cordis 原因很簡單，在特定的心跳時間點，也就是心電圖 T 波爬升的階段，給予胸口直接的衝擊力量，造成心室心律不整而導致死亡。

上述的衝擊不需要很大，和巨大的衝擊力量如車禍、鈍器暴打胸口，造成的心肌損害或是心臟破裂不一樣，相反的只要是 50 到 60 公里左右的小物品打到左胸前，而且當時的心跳又在前述的特定時間點，就會使人喪命，所以我們可以看到 Commotio Cordis 常見於棒球、網球、壘球和冰上曲棍球等等，有著小飛行物的運動項目。根據近來美國醫學期刊的報告，每年至少有將近 10 到 20 位案例，其中 95% 屬於男性，平均年齡是 15 到 20 歲之間，所以有人解釋是年輕人胸廓未發育完全，所以受到這樣的衝擊就容易出事，特別要提到的是正常的小選手心跳會比較快，致命的心電圖 T 波

時段自然比較多。

　　根據期刊統計，在 2006 年前只有 34% 的受害者可以存活下來，2012 年之後存活率可以提高到 58%，其中最重要的因素是運動防護人員已經有了警覺性，而且自動電擊器（AED）在運動場上也很容易取得——所以活命的關鍵是早一點實施電擊及體外心臟按摩術。

　　近來最有名的例子是美式足球比賽中水牛城比爾隊（Buffalo Bills）的安全衛達馬爾‧羅梅耶爾‧哈姆林（Damar Romeyelle Hamlin），因為賽場上和對手衝撞後心臟驟停而失去生命跡象，還好在當下有醫護人員給予急救才得以順利送到醫院的加護病房。

　　這也是為何美國運動傷害防護學會會用 Commotio Cordis 之名，發給運動傷害防護員、運動員、教練及家長們 11 點正式提醒，希望不要再有憾事在賽場上發生。

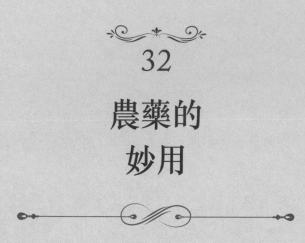

32

農藥的
妙用

　　1950 年代被後世稱為「臨床脂質學之父（Father of Clinical Lipidology）」的加州大學物理學家高夫曼（Gofman），利用超高速離心機分析冠動脈阻塞疾病 John 患者的血液樣本發現，這些人的血漿中膽固醇濃度偏高。一年以後，來自愛丁堡的生化學家喬治·博伊德（George Boyd）使用了紙電泳（paper electrophoresis）開發了一種比高夫曼更簡單的顯微分析血漿脂質的方法。

以博伊德的方法做基礎，在愛丁堡的心臟專家麥可‧奧立佛（Michael Oliver），分析的相關冠狀動脈阻塞疾病患者的年齡分組研究，很驚訝地發現越年輕的患者血漿中膽固醇濃度越高。

在這個時候相關膽固醇的研究正在起步，有一件離奇的事情發生了。1954年學者科泰特（Cottet）在期刊報導，法國的克萊蒙費朗地區（Clermont-Ferrand）的一群農民因為噴灑了殺蟲劑而中毒的事件，發現他們血漿中的膽固醇濃度非常的低，這種殺蟲劑叫做苯乙基乙酸（phenyl ethyl acetic acid），是由帝國化學公司的農業部門所開發。

看到這份報告，帝國公司內的化學家傑夫‧索普（Jeff Thorp）聞到了不一樣的氣息，他認為這種殺蟲劑有成為藥物的潛力，於是合成了類似的化合物「氟貝特（clofibrate，商品名叫安妥明的 Atromid-S）」。

1957年索普毛遂自薦主動向愛丁堡的奧立佛詢問，是否有意願利用安妥明做降低血漿中膽固醇的實驗？結果他們一拍即合，開始在老鼠身上展開研究，經過3年的努力發現它有預期的效果。

當時的研究環境沒有臨床計畫的要求，也沒有醫學倫理委員會的監督，於是安妥明就在健康男性的志願者身上開始

試用，他們發現在人體上也有相同的效果，而且越高的劑量降低膽固醇濃度越明顯。

收到前述結果的鼓舞，奧立佛等人開始在英國說服更多血漿中膽固醇升高的健康男性來自願接受研究，為了使實驗人數達到一定的水準，在世界衛生組織的媒合之下，也邀請了捷克與匈牙利的男性共襄盛舉，總共招募了 15745 名男性，其中 10627 人有膽固醇的問題，此時的實驗就有對照組及實驗組的差別，可惜整體的結果差強人意，沒有預期降低很多的膽固醇濃度以及死亡率，反而服用安妥明這一組的死亡人數更多，主要是因為膽結石的手術所造成，因此它並沒有立即獲得官方的認可。

雖然安妥明研究令人覺得灰心，但是經由其他藥廠的努力，也合成了不少的衍生物，其中非諾貝特（Fenofibrate）於 1975 年獲准上市，為當時醫師治療高膽固醇血症的首選藥物，直到目前的當紅炸子雞「斯達汀（Statin）藥物」出現，它的光環才慢慢褪色。

沒有殺蟲劑，沒有那些中毒的農民們，或許降低血漿中膽固醇濃度的藥物還要多等待幾十年。

33

芋螺毒液與
止痛劑

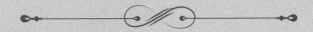

2022年秋季菲律賓郵政局選出了10位傑出人士，其中包括了5位影后、2位傳奇運動員、2位國際知名科學家，以及一位畫家出現在郵票上，這10人中有一位微笑老爹叫做巴爾多梅羅・奧利維拉（Baldomero Olivera，如圖14），他最主要的成就是找到了一款非嗎啡類的止痛藥Ziconotide，而啟發他的是小時候貝殼收藏習慣，一種淺海生物僧袍芋螺（*Conus magus*），它以毒液來麻痺獵物尋找

食物的來源。

1970 年代奧利維拉完成史丹佛大學的研究，其內容是 DNA 連接酶的分離和純化，後來他回到菲律賓想成立自己的實驗室，可惜沒有適當的資源來做研究，於是他想到自己從小的收藏，突然腦中靈光一閃，看看能找出前述的毒螺身上，是否有像河豚或雨傘節一樣的神經毒素——他事後坦承，會做這個研究也只是想打發時間。

在 1978 年奧利維拉得到了猶他大學的教職，他的一位學生克拉克（Clark）想利用僧袍芋螺來做研究，奧維利拉指導他之後發現，其毒液中竟然有很多種胜肽，有的可以讓小鼠睡覺、有的卻造成顫抖，結果論文引起另外一位南加州大學生化學家米爾迦尼許（Miljanich）的興趣，向他索取毒液，可惜份量實在太少了，因此做不了大型的相關研究計畫。

時間來到 1988 年，米爾迦尼許轉往一家生技公司 Neurex 服務，他說服公司投入資金，以僧袍芋螺毒液中的胜肽做研究，結果找到了一種名為 SNX-111 的物質，發現它在小鼠身上有保護中風之後腦細胞的功能，1993 年得到了第一階段的臨床試驗，最後以失敗告終，因為病人血壓有降低的風險。

故事這時候才開始精彩，因為公司內部發現 SNX-111 和嗎啡一樣，都是間接阻斷 N 型鈣離子通道作為其機轉，於是轉而用止痛劑的方向開始研究，最終的結果發現，SNX-111 效用比嗎啡強一千倍，而且沒有成癮的疑慮，然後 Ziconotide 上市了。

如果你以為找到了止痛劑的聖杯，那可能要大失所望，因為 Ziconotide 無法通過血腦屏障，意思是說它不能以口服或靜脈注射達到完全止痛的作用，只能以脊髓腔注射的方式進行，而且副作用很可怕，病人容易產生幻覺或認知障礙，以至於它最後的適應症必須是嚴重慢性疼痛（尤其是癌末），而且患者不能有精神病史。

即便如此奧利維拉的成就已經令人肅然起敬，他雖自謙 Ziconotide 並非是懷著雄心壯志出發，但結果卻引發了更多學者加入，目前類似生物分泌毒液的胜肽研究相關論文已經不勝枚舉，相信在不久的將來，各種副作用比較輕、效用比較強的止痛劑都會在有毒生物身上找到。

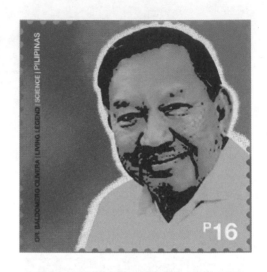

圖 14　菲律賓 2022 年郵票
　　　上的奧利維拉。（圖
　　　片來源：維基共享）

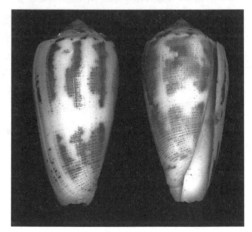

圖 15　有毒的海洋生物：僧
　　　袍芋螺。（圖片來源：
　　　維基共享）

34

庸醫養成記⑴

江湖郎中為了賺錢啟動各種騙術

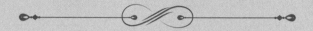

　　回顧過去我們可以發現，當前新冠病毒的疫情和過去大流行的瘟疫有很多相似之處，使得一批看起來有能力的醫療騙子一展抱負。

　　英文裡的江湖郎中叫「quack」，這個詞彙起源於quacksalver 或是 kwakzalver，即荷蘭語中的「祕方（nostrums）」銷售員，在那個醫療未發達的時代，江湖郎中是不受監管的醫療從業人員，其中很多人根本沒有受過正統教育，自然無

法進入真正的醫師公會，取而代之是他們在街角和鄉村的市集裡用響亮的聲音推銷自製的藥品，引起人們的注目，所以 quack 由此而來，把這群人比喻成吵鬧的鴨子和鵝。

　　正因為只是想盡辦法賺錢，因此在大瘟疫流行期間，反而是他們可以安身立命的活水，例如 1665 年的倫敦鼠疫橫行，正統的醫師大多逃離這個都市，留下來的下層社會居民走投無路，往往求助於這些江湖郎中。

　　如同當時的英國外科醫生戴爾‧英格拉姆（Dale Ingram）所觀察的一樣，在沒有執業醫師出現的地方，只能求助於這些黑牌醫療人員，這些人也是經濟上的弱勢，為了賺錢，不只啟動各種騙術，甚至連命都不想要了，因此這些鋌而走險的江湖郎中，能自由自在地開出藥方，在當時滿是瘟疫的街上，任何人都知道在哪裡可以買到某種誇大療效、華而不實的治療處方。

　　1918 年全球大流感期間，上述的暗黑醫療因為正統醫學無法阻止疾病蔓延，和倫敦瘟疫有相同背景的江湖郎中看到有利可圖的機會，尤其有公司或財團介入，能夠出錢出力大規模生產，所以我們可以看到一款名為 Eucapine Salve ——一種桉樹和樟腦混合的有毒藥物發明了，患者被要求通過吸食或吞嚥，以進行所謂的體內消毒。

另一款有名的藥物奎寧，因為可以治療和流感相似發燒症狀的抗瘧疾藥物，也被像神一樣崇拜，大量使用治療1918 大流感，這種可以理解但是錯誤的信念，在新冠疫情爆發的時候被複製，美國總統川普在疫苗未開發前，就大力鼓吹它來治療中國病毒。

　　所以當我們看到新冠疫情流行期間，美國 FDA 發出了警告，就不足為奇，從 2020 年 1 月到 2020 年 8 月之間，共有超過百篇的警告信，揭發那些騙人的醫療行為，從精油、營養補充劑到家用診察工具包都有，不只五花八門，還如百花盛開的森林。

　　如果你看完覺得好笑，我是笑不出來，如同那句英文有名的諺語「歷史總是重演（History repeats itself）」所說的一樣，過去會發生的，不管是現在或是未來也會出現，只是不同的包裝罷了。

35

庸醫養成記⑵

浪蕩子成為一位生殖醫學專家

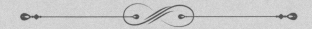

　　庸醫的出現並不會隨著歷史演進而減少，只是會以不同的包裝面世，所以它的核心面貌是不會有改變的。

　　另外一個要提到有關庸醫形成時，雖然受騙的對象以中下階層為主，但是所謂的高端階層，意即大家眼中的精英分子，常常也無法倖免於難。

　　就像在倫敦大瘟疫期間，占星學家威廉‧禮利（William Lilly），就毫不費力地從富有的客戶那裡得到巨大的報酬，

有趣的是其服務不只是以占星術來回答客戶有關人生種種問題，還據此提供良辰吉時，給這些人有益的保健食品，還有各種正確放血的位置，以達到更好的療效，所以即便是現在臺灣某占星名師被稱之為國師，當她和禮尼相比只能算是小巫見大巫。

在另一個詭異的事件裡，我們可以看到更好笑的現象。17 世紀英王查理二世的寵臣約翰・威爾莫特（John Wilmot），即後世有名放蕩不羈的第二代羅徹斯特伯爵（2nd Earl of Rochester），莫名其妙成為一位生殖醫學專家。

1676 年威爾莫特夥同友人和守夜人混戰，結果同行朋友羅傑・唐斯（Roger Downes）被刺身亡，於是他逃離了現場躲到了塔山（Tower Hill），在那裡他成功創造了個角色，化身成為一位來自義大利有名的醫師亞歷山大・本多（Alexander Bendo），在倫敦的街頭到處流通著他誇大不實的廣告，形容本多醫師醫術高明，最厲害的是可以治療不孕症，成功吸引了許多富有和顯赫的客戶，他們爭先恐後排隊，等著一位身穿華麗綠色斗篷的年輕伯爵來治療。

有時威爾莫特還會男扮女裝，成為本多夫人，因為這樣他才可以檢查年輕女性，暗示本多醫生可以提供精子的捐贈

者治療不孕症，為自己的風流找藉口而不被那些女性的丈夫發現——事實證明再多的財富也無法成為理性的盾牌，擋得了庸醫的欺騙。

不過庸醫出現對中世紀的醫學也不是壞事，他們也對一般普羅大眾打開了醫學的知識之門，由於當時醫典都是拉丁文所撰寫，只有學者才能閱讀，為了防止一般人受騙，真正的醫師也不得不將它們翻譯成適當的地方語言，這樣的教科書出現之後，雖然讓知識分子可以作為參考，可惜也讓那些庸醫找到機會，研讀之後行為舉止會更像專家，讓更多的人受到欺騙。

如果你覺得現在的情況比較好，那可是大錯特錯，網路的發達造成所謂的「谷歌大神」出現，只要打出幾個關鍵字，醫學專家學者意見充斥在唾手可得的網頁裡，不過卻沒有一套機制來檢視這些專家講的是不是真的？聽了之後大家不要太悲觀，臺灣的健保制度始終是堅強的最後防線，大醫院便宜的醫療系統造成了人滿為患的現象：不怕你來，就怕你不來。

36

美國 FDA 法案
典範的建立者

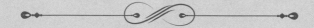

　　美國的 FDA 是現今所有醫療作為或者是食品藥物的先驅領航者，如同我之前的著作所言，它原本是下轄於美國農業部的一個化學局，於 1867 年成立，一直到 1883 年新任的局長哈維‧華盛頓‧威利（Harvey Washington Wiley）的出現，局面才慢慢地改觀，因此他可以說是促成 FDA 成立的最重要推手。

　　當然重要的人物不是只有威利而已，另一個食品和藥

物製程與管理的重要規範法典，1906 年通過的美國聯邦政府的「純食品和藥物法案（Pure Food and Drug Act）」，其幕後的重要功臣——愛德華．羅賓森．施貴寶（Edward Robinson Squibb）也值得我在此好好介紹一下。

施貴寶 1819 年出生在美國的威爾明頓（Wilmington），父母是貴格會教徒。26 歲從醫學院畢業後，他接受了美國海軍助理外科醫生的任命，這一決定導致他被和平主義貴格會開除，不過在海上的 4 年裡，他對船上醫療用品的質量差、標籤不準確和缺乏標準化感到震驚，他開始了一場後來成為藥品統一性的終生運動。

施貴寶說服海軍可以以更低的成本生產更高質量的藥物，1848 年，他被任命負責紐約布魯克林的海軍醫學實驗室。到 1854 年，他果斷地證明了自己的觀點，完善了一種用蒸汽蒸餾乙醚的方法，從而製造出更純淨、更可靠的麻醉劑，他後來也為另一個麻醉劑氯仿開發了一個類似的工藝，但他拒絕為其創新方法申請專利，部分原因是他鄙視他那個時代的專利藥物中的江湖騙子，因為他堅信醫學發現屬於那些可以從它們改進受益的相關人員，如病患及醫護人員，而不是發明者。

1858 年，施貴寶辭去了他的職務，並在布魯克林開設

了一家小型商業實驗室，就在行動剛剛起步時，一名助手在明火附近放了一瓶乙醚，由此產生的大火摧毀了實驗室，並給施貴寶留下了毀滅性的面部傷害，他在肖像中留的鬍子遮住了一些傷疤，但他眼皮上的傷無法掩蓋。

施貴寶重建了他的實驗室，1861 年戰爭爆發時，他接到一份向聯邦軍隊供應藥品的合同，政府合同很快就占了他現在蓬勃發展的業務的大部分，而大部分業務包括銷售Panniers ——一種裝滿 50 多種常用藥物的便攜式木製藥箱，這些 88 磅重的背簍專供戰地外科醫生使用，可以用騾子或馬車運輸。

在 19 世紀下半葉，美國藥典的修訂將其從藥劑師的一般手冊變成了新興藥物行業的一套標準。施貴寶的實驗室在這個過程中發揮了重要作用：1880 年，他為紐約州起草了一項純食品和藥品法案，隨後又為新澤西州起草了一項法案——就是我前面所說的，它們成為 1906 年通過的聯邦純食品和藥品法案的典範。

他建立的企業 E.R Squibb and Sons 一直延續到今天，不過 1989 年它與 Bristol Myers Corporation 合併，成立了必治妥施貴寶（Bristol-Myers Squibb）。

37

梅毒能
刺激天才

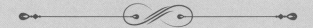

　　對於每一位生病的患者而言，不讓自己的病情曝光是件非常重要的事，因為大多數人都不希望病況在大庭廣眾下被討論，這種情形在「性傳染病（sexually transmitted disease, STD）」尤其明顯，不過在歷史上有一種 STD 的發生卻是滿詭異的，有些人在得到它的時候不認為是禁忌，反而還可以不避嫌地談論它，彷彿覺得是種幸運的標籤，這個病就是梅毒。

根據歷史的記載，從 15 世紀開始梅毒就在歐洲肆虐橫行，有人認為是十字軍東征的後遺症，有人認為是哥倫布從美洲大陸帶回來的，雖然其確切的源頭已經不可考，可是如同今天新冠肺炎一開始被稱為「武漢肺炎」一樣，當時歐洲人也將梅毒這個令人覺得不名譽的疾病推給別人，所以巴黎人稱之是「日耳曼疾病」，英國人則稱它是「法國花柳病」，至於佛羅倫斯人就直接叫它「那不勒斯病」。

　　這種避之唯恐不及，怕被別人貼上標籤的性病，有些人得到之後反而自我感覺良好，認為罹患它是種恩寵，其中泰半都是大名鼎鼎的作家，以下提到的兩位就是最好的例子。

　　第一位是被譽為「短篇小說之王」的莫泊桑（Maupassant），師承作家福樓拜（Flaubert，也是梅毒患者），他對自己患有梅毒不僅毫不掩飾，還帶了那麼點狂放自豪，或許是因為梅毒患者的老師給他的印象吧！

　　莫泊桑曾經在寫給朋友的信中這樣說道：「我得了梅毒！終於真的是梅毒，不是不屑的淋病或菜花之類，真的是梅毒，法蘭西斯一世就是死於梅毒。」

　　自己得了梅毒還不打緊，莫泊桑還拉著王公貴族炫耀一番，不僅如此，他甚至還說出誇張的一件事，就是在與街上的妓女或蕩婦燕好之後，毫無掩飾地向她們說自己是梅毒患

者，造成對方的恐慌，而他本人則是哈哈大笑引以為樂。

這也無怪乎當你看到莫泊桑的作品《29 號病房》的女主角表現時沒有任何違和感，她因為普魯士的士兵而得到梅毒時，就報復性將梅毒傳染給很多人，在臨終前還向男主角炫耀說，我殺的人比你還多。

另一位則是寫出《惡之華》的波特萊爾（Baudelaire），雖然沒有像莫泊桑那般大聲嚷嚷自己得到梅毒，但是疾病的影響則成為他作品的特色，梅毒肆無忌憚摧殘他的身體，所以讓他的作品裡充滿了頹喪、荒唐和墮落，怪不得詩人瘂弦說：我們迷上波特萊爾就像罹患了一場瘋病。

1862 年波特萊爾覺得痴呆像陣風從頭上吹過，梅毒已經讓他神智不清，但還是讓他寫出《巴黎的憂鬱》這部荒靡的作品，據說只是完成原來份量的一半，另一半被梅毒吃掉了。

最後我想用錢鍾書在《圍城》裡的話作為最後的註解：「梅毒在遺傳上產生白痴、瘋狂和殘疾，但據說也能刺激天才！」

38

河馬的汗水是
天然的防曬乳

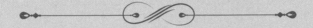

　　放血療法（bloodletting）一直是西方醫學在 19 世紀中葉前非常重要的治病方式，它的理論雖然傳承自古希臘羅馬醫學的體液學說（humorae theory），認為人體是由四種體液：血液、黏液、黃膽汁和黑膽汁所組成，四種體液之間失去了平衡就會造成人體生病，因此放血就不明不白沿用了 2 千年。

　　不過根據歷史學家的研究，上述這種以放血來治療身體

疾病的起源是來自古埃及的傳說，當尼羅河附近的河馬感到身體不適時，就會利用蘆葦刺穿自己的皮膚造成流血，趕快讓身體的病痛好起來，埃及的醫生觀察到了這個現象，認為牠們這樣自殘有一定的道理，所以才將放血變成是治療的手段之一。

上述的傳說其實是錯誤的觀察，因為河馬的皮膚厚度有好幾英寸，蘆葦不可能輕易刺穿其皮膚而造成出血；另一個錯誤是這些醫師搞不清楚汗水或血水，和人類不一樣，河馬的汗水不是水狀而是黏稠狀，而且看起來是深紅色，使得它在陽光下出現了引人注目的光澤，不明就裡的人當然認為是血。

傳說歸傳說，始終沒有人對河馬的汗水有系統的研究，直到 2000 年左右，一群勇敢的日本化學家到了動物園裡，小心翼翼搜集這些暴躁易怒動物的汗水，可惜試了好幾年都沒有什麼成果，因為河馬的汗水非常脆弱，很容易因為溫度或微小的變化造成分解而無法研究，最後他們才找到一個有效的方法，就是用海綿在這些可怕的動物的眉宇之間快速擦拭得到汗水。

透過分析這些珍貴的汗水，科學家發現它流出時是透明的液體，在空氣中暴露了幾分鐘之後才會變成深紅色，

裡面有兩種重要的成分：紅色的叫河馬汗酸（hipposudoric acid），橙色的叫正河馬汗酸（norhipposudoric acid），兩種物質都有防曬作用，而其中的河馬汗酸像抗生素的作用，可以殺菌，如此才可以說明生性喜好互鬥的河馬，為什麼在受傷之後傷口不會發炎感染。

　　另外科學家發現，河馬的汗水是種強酸，任何蟲子都不敢靠近，這讓我們了解，為什麼河馬天天泡在污濁的河水裡，卻看不到有蟲子在牠們身上寄生或是造成傷害。

　　於是有人想到是否可以利用河馬的汗水來製造人類可以適用的防曬霜？畢竟它實在太迷人了，可以吸收波長 290 到 400 奈米區間可怕的紫外線，不過目前還是沒有好的結果發表，其中兩個最重要的原因可能人們無法適應：第一是試用過它的生物學家報告說，這種防曬霜有著蛋白的黏稠度，擦了之後皮膚會有油狀的泡沫產生；第二個是它的顏色，相信沒有人會喜歡一款防曬霜，在擦了之後讓自己看起來面紅耳赤像剛吵完架一樣，抑或是讓人覺得自己血壓正在竄高。

39

吃飽太閒⑴

人們對動物的行為舉止「擬人化」

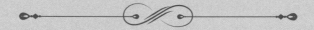

　　曾經寫了一篇有關兩位女性對醫界濫用活體動物解剖而引發的暴動，那就是在 1907 年的棕色獵犬暴動（Brown dog riot）[2]，其影響後世重要的貢獻，是讓科學界對於利用動物的研究開始有一些反省與參考，路雖然走得漫長又辛苦，卻

2　可參考《胖病毒、人皮書、水蛭蒐集人》中有關棕色獵犬暴動事件。

也促成了所謂 3R 運動：

一、替代（Replacement）：盡最大限度避免活體動物實驗，利用其他的實驗方法以達到所需的實驗目的，如採用電腦模擬軟體、模型等等。

二、減少（Reduction）：減少實驗動物的使用量，如何利用更少的實驗動物獲取更多的資訊。

三、精緻化（Refinement）：將動物實驗的過程步驟加以調整改善，提供舒適的環境空間，完善的實驗設計，減緩活體動物所必須承受的痛苦。

上述的運動在 1959 年就提出了，1997 年美國太空總署新增了第四個 R，就是所謂的負責（Responsibility），希望學界不只對動物負責，也需對大眾的希望和觀感負責，所以這 4 個 R 所揭櫫的目標就是要用同理心對待實驗動物。

對於上述的演進，讀者們可能覺得人類對動物的權利令人感到沮喪，可是令我不解的是歷史裡還有很多紀錄，顯示人們對動物的行為舉止有時也是「擬人化」，而且在法庭上還給予和人類相當的權利。

例如在 1386 年的法國，一對年輕夫妻在乾草堆裡燕好

時，一頭豬爬到他們旁邊的嬰兒床上，咬死裡面的嬰孩，這頭豬最後被逮捕，然後像人一樣入獄、受審，然後定罪。依當時慣例，還被遊街示眾，鎮上的人們不只沿街叫囂辱罵，也對牠丟了腐爛的食物，為了防止類似的案件發生，兇手在豬圈裡的兄弟們也被拉到刑場，看著室友被處以絞刑的畫面。

另外在 1662 年，在北美洲的英國殖民地一位名叫威廉・波特（William Potter）的農民，在其判決書中寫道：他雞姦三頭牛、三頭羊和兩頭豬，波特先眼睜睜看著自己所愛的動物被殺害，然後官員在最後將他吊死。

不過也有人對動物抱有同情，1750 年一位名叫雅克（Jacques）的法國農民雞姦了一頭驢子，兩人都被送進了法院，由於民眾非常厭惡雅克的惡行，群起抗議，法官因此請人替驢子作證，目擊證人都發誓這驢子是貞潔的，他們的說法感動了法官，於是驢子被判無罪，而雅克被處以火刑，直接被綁在柱子上活活燒死。

這種將動物視為與人等格的案例，在歷史上不勝枚舉，我不禁問著自己，動物因為觸犯了人類的法律而被送進法庭，為什麼動物不應該在其他領域受到法律的保護呢？我們有什麼權力可以恣意屠宰牠們和剝皮製成皮革呢？甚至隨便

用它們作為科學實驗的器具，最後就草草收拾殘局呢？

我實在搞不懂西方人對於動物的權利標準在哪裡，姑且稱之為「吃飽太閒」吧！下一個部分談到 20 世紀之後一些有趣的故事。

40

吃飽太閒(2)

按快門的是猴子，猴子並無著作權

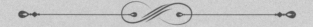

　　承續上一篇的故事，如果你以為到了現代，動物的權利已經沒有人重視，那可能就錯了，以下幾個案例和之前中世紀的動物犯法所受的審判幾乎沒有什麼差別，看來令人啼笑皆非。

　　例如在 1906 年，瑞士的一條狗因為在搶劫案中的作用而受到審判，最後被處決了。另一個在 1920 年的案例，是在美國的印第安納州，一隻黑猩猩在法庭被定罪，原因是違

反了禁菸條例，這傢伙在馬戲表演中點燃了香菸，學著人們吞雲吐霧。

2008 年馬其頓的一隻熊被判有竊盜罪，牠的罪行是從當地養蜂人家那裡竊取蜂蜜，把養蜂人的辛苦吃乾抹淨，在此之前養蜂人一直播放著《小熊維尼》（Winnie the Pooh）的音樂來阻止熊的入侵。

於是養蜂人家在法庭控告了這隻熊，不過牠缺席了審理，但是法官還是做出了裁決，命令政府向該男子支付美金 3500 元的賠償，理由是這隻熊是瀕臨危險的物種，受到國家保護——這是甜蜜的正義，儘管目前為止這隻熊仍然逍遙法外。

最後一個故事發生在 2011 年，一位名叫大衛・斯萊特（David Slater）的英國攝影師前往印度尼西亞旅行，試著與一群黑猴當朋友，斯萊特使用三腳架固定相機，然後刻意離開使得牠們能接近，結果一隻母猴自學照像，按了好幾次快門，這些照片大多不能使用，但少數相片有黑猴清晰的身影（如圖 16），斯萊特隨後發布了這些照片，稱為「猴子自拍照」。

看到照片非常的可愛，斯萊特想從中獲取一些利益，但是刊登的媒體公司並不想支付給他任何的費用，所持的理由

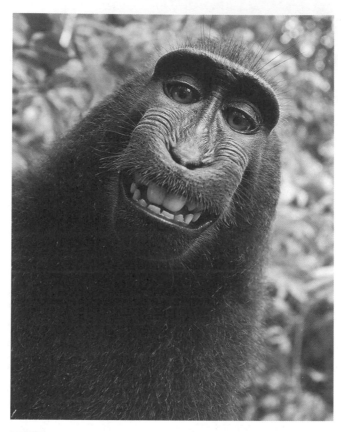

圖 16 猴子自拍照。（圖片來源：維基共享）

是這是猴子拍的，而不是斯萊特的作為，於是一場法院攻防戰就開始了。

斯萊特對於這些圖像聲明有著作權，而動物保護組織則反訴斯萊特，認為他侵害猴子的著作權，因此在 2014 年這件事情引起了很多人的論戰，有人認為著作權由原創者持有，而非人類的創作者不具法律主體，因此無法持有著作權。

官方也加入了戰場，美國著作權局聲明非人類所創作的作品不是美國著作權的主體，2016 年美國聯邦法官判定猴子無法自行持有這些圖像的著作權，直到 2018 年第 9 巡迴上訴法庭維持了原判決。

直到 2016 年 1 月，斯萊特仍持續聲明這些圖像的著作權是他的，不過在隔年他就和動物保護組織達成協議，同意把這些圖像未來收益的 25% 給予野生動物保護組織。

和 1907 年引起「醫學院學生與動物保護人士」暴動的那些小獵犬相比，印度尼西亞的黑猴幸運多了，更遑論那些在非洲草原上被草率射殺的瀕臨危險動物，我真想罵髒話，真是吃飽了太閒吧！

41

世界單車日與
酸旅行

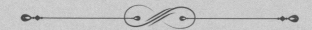

　　為了防止地球暖化加速，減少石化燃料使用，盡量鼓勵
人們坐大眾捷運、駕駛電動車輛，甚至是用單車來代步都是
很好的方法，所以無怪乎在 2018 年聯合國大會宣布，每年
的 6 月 3 日為「世界自行車日（World Bicycle Day）」——
這個運動是由波蘭社會科學家來謝客・西比爾斯基（Leszek
Sibilski）於 2015 年所提倡的，經過了 3 年的努力，最後得
到 56 個國家支持，藝術家以薩克・菲德（Isaac Feld）設計

了該節日的標誌，表達「自行車屬於全人類，自行車為全人類服務」的訊息。

　　不過也有一個「自行車日（Bicycle Day）」，大家可不要跟上面的世界單車日有所混淆，因為它的來源天差地遠，日期是每年的 4 月 19 日，是一群喜愛迷幻藥的人們為了紀念麥角酸二乙醯胺（lysergic acid diethylamide，簡稱 LSD），第一次由發明者在使用它之後騎上單車，感覺到強烈、千變萬化感官體驗的超級日子（有特別的圖騰，如圖 17）。

　　故事得來到 1938 年，在瑞士化學公司三多士（Sandoz）工作的研究員艾伯特・霍夫曼（Albert Hofmann），當時

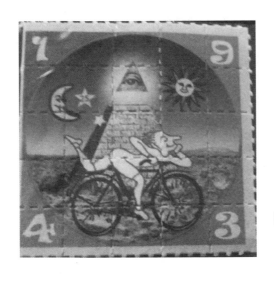

圖 17　1943 年的自行車日。（圖片來源：維基共享）

他正在研究藥用植物與真菌，在藥物部門主任亞瑟・史都（Arthur Stoll）指示下，利用麥角酸的衍生物，在 1938 年 11 月 16 日首次合成了 LSD，當時的目的只是想獲得一種呼吸和循環的興奮劑，但是被擱置了 5 年。

　　時間來到了 1943 年 4 月 16 日，霍夫曼重新審視這個合成物，無意中吸收了少量的 LSD，發現了它強大的功效，覺得自己陷入一種令人不愉快的陶醉狀態，想像力雖變得極其豐富，但閉著眼睛不間斷地看到奇幻畫面流竄、奇形怪狀的東西和千變萬化的色彩，整整持續了兩個小時。

　　為了完整地體驗，霍夫曼在 3 天後服用了更大的劑量（約 250 毫克），結果不到一個小時就感到更強烈的變化，雖然身體不適由助理護送，但還是依照往常的習慣，騎了自行車回家，可惜在路上他的情況就迅速惡化，變得非常焦慮躁動，還感覺隔壁的鄰居是一位惡毒的女巫，覺得自己快要瘋了。

　　家庭醫師趕到霍夫曼家裡，發現他瞳孔放大，不過一切的生命現象還算穩定，回憶起這段時間，他覺得恐懼慢慢消失，自己開始享受了幸運的感覺，心情像在彩色噴泉中爆炸，在不斷變化的過程中排列組合。

　　第二次世界大戰期間，限制了汽車旅行，所以霍夫曼

覺得自己吸食 LSD 之後騎單車回家，有如出去旅行一般，後來好事的人們把這種旅行叫做人類第一酸旅行（acid trip）。

LSD 最後於 1947 年以商品名 Delysid 作為商業藥物引用，被用來治療精神科的病人，兩年後美國覺得三多士這顆藥有潛力，於是也開始利用，不過後來的事情就不是醫師或是政府可以控制，LSD 被濫用的情形非常嚴重，在醫界也有嚴重分歧的現象，我想霍夫曼也始料未及，如果知道的話，應該像是當初腦海中感受到那種千變萬化的顏色一樣吧！

LSD 的故事還沒有說完，請待下回分解。

42

LSD 迷幻藥的
美麗新世界

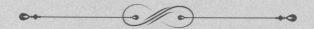

　　很喜歡電影《刺激 1995》（*The Shawshank Redemption*，
肖申克的救贖），主角提摩西・羅賓斯（Timothy Robbins）
飾演的安迪，在逃出監獄後到了墨西哥的芝華塔尼歐
（Zihuatanejo），等待摩根・費里曼（Morgan Freeman）飾
演的好朋友雷德假釋之後，逃離美國邊境與其會合。

　　我一直想不透為何該劇小說的作者史蒂芬・金（Stephen
King）選擇了芝華塔尼歐作為他們兩人的美麗新世界，就連他
也是輕描淡寫地說道：「我當然記得這個名字，像這樣的名字

太漂亮了，令人難以忘懷，我發現我很興奮，激動的我顫抖的手幾乎握不住筆，我想只有自由的人才能體會到的興奮。」

事實上我也查過芝華塔尼歐這個地方，在 1970 年代之前，它只是一個普通的小漁村而已，直到墨西哥政府決定將其開發為旅遊度假村之後，外來人口繼續進入而脫離了之前恬靜安詳的生活。

不過讀了史蒂芬‧金生平的故事之後，心中的版本可能跟他不一樣，雖然在 35 年內完成了 63 部作品，但是卻深陷酗酒與嗑藥之苦，據他自己表示，1980 年代過得渾渾噩噩，一天清醒的時間可能沒有幾個小時，甚至還說他都忘了那段時間的靈感從哪裡來，到底寫了幾本書，聽了真的會讓人覺得吐血。

我想說的版本是在 1960 年代初期的事情，那時候美國心理學家提摩西‧利里（Timothy Leary）以及理查‧阿爾伯特（Richard Alpert）帶領的反主流文化運動中，在非營利組織「國際內部自由聯合會（International Federation for Internal Freedom / IF-IF）」的支持下，兩人選定了芝華塔尼歐作為迷幻劑培訓中心，稱之為「芝華塔尼歐計畫」。

為什麼他們兩人會選擇這個地區？原來是受到赫胥黎（Huxley）虛構小說《島》（*Island*）的影響，不說大家可

能不知道，這兩位學者所崇拜的赫胥黎，曾經將自己使用迷幻劑麥司卡林（mescaline）的經驗寫成了《知覺之門》（*The Doors of Perception*）這本書，滿滿的都是迷幻藥的驚奇體驗，害我對他寫的美麗新世界的幻想破滅。

這個芝華塔尼歐計畫提出之後，成千上萬的人向 IFIF 申請，結果只選擇了一部分的人作為培訓的對象，每個人每月有 200 美金的補助，包含食宿以及體驗一百至五百微克的 LSD，他們的培訓手冊竟然是以西藏生死書為基準所寫的「迷幻體驗（Psychedelic Experience）」。

墨西哥媒體開始報導這個 LSD 天堂的故事，結果開辦僅僅 6 週，政府當局就決定關閉該社區，並將所有人帶到墨西哥城，利里他們兩人不死心，想將培訓中心移至多米尼加或安提瓜，但都以失敗告終。

最後利里在富有朋友的幫助下，將團隊拉到了紐約某一處豪宅裡，1966 年還出了一本書叫做《迷幻祈禱》（*Psychedelic Prayers*），據稱其理論基礎來自老子的《道德經》——說穿了就是在教人們如何好好使用 LSD。

聽完我說的故事，你還會覺得《刺激 1995》的芝華塔尼歐是個美麗新世界嗎？

43

LSD 與
美國中情局

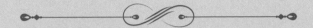

　　LSD 的藥用與當成毒品濫用一直是盤根錯節的問題，在此我並不想加入混戰，不過一定得提提它與美國中情局（CIA）特殊的關係。

　　1953 年 4 月 10 日，美國 CIA 新任的局長艾倫·杜勒斯（Allen Dulles）在普林斯頓大學校友會的演講中提到，因為朝鮮半島戰爭即將結束，對於《紐約時報》提到的故事讓他感到憂心忡忡，一些返國的士兵透露出驚人的內幕，例如

他們承認犯有戰爭罪，對北韓的部隊發動細菌戰，還有人被俘之後甚至拒絕返回美國。

杜勒斯將上述種種的結果，認為是蘇聯有新形式的腦戰技術（Soviet brain perversion techniques），美國即將因此受害，所以整個 50 年代美國民眾對洗腦和新型的腦戰既害怕又著迷，社會籠罩著一股不安的氛圍。

杜勒斯在演講之後的第 3 天，批准了一個代號為 MK-Ultra 的計畫，它的宗旨在祕密使用生物和化學材料，不僅希望改變受試者的行為，甚至能控制心智的能力，其對象有志願者、智障人士和州立醫院裡的性精神病患者，參加的人除了有實質的補償之外，甚至如果犯了罪可以得到減刑。

MK-Ultra 裡最有名的就是代號為「午夜高潮行動（Operation Midnight Climax）」的計畫，其所利用的藥物就是惡名昭彰的 LSD，根據統計 CIA 自三多士公司進口了上噸藥丸，數量超過一億顆。

負責人喬治・懷特（George White）於 1955 年起，在舊金山的板栗街（Chestnut Street）225 號特別布置了一間臥室，裡面有種種監聽或監視的設備，利用女性性工作者在街上引誘一些毫無戒心的男人，然後在這個房間裡面替他們注射 LSD，而懷特則在單向鏡子的另一邊全程目睹實驗的過程。

這些被選中的女性為什麼會有意願幫助 CIA 工作？除了現金的獎勵之外，懷特向她們表明，如果未來執法部門造成謀生的困難，自己就是她們的依靠，隨時可以出面來調解。雖然獲取不少資料，但是懷特不免讓人懷疑有偷窺慾的傾向，公器私用來滿足個人特殊的性癖好，如同某位歷史學家的評論所說的，舊金山那棟房子是中情局的肉體行動（carnal operation）站，充滿了性刺激、以及如何訓練女性為國家獲取重要情報資料。

　　當然 LSD 不是只有在午夜高潮行動中所使用，如前面所言監獄、醫院、甚至是街頭都是 CIA 的實驗場，直到 1963 年有一位局內監察人員約翰・萬斯（John Vance）向 CIA 監察局長官稟報，MK-Ultra 計畫根本不符合「知情同意」的研究倫理，事情才開始慢慢爆發。

　　1977 年參議員愛德華・甘迺迪（Edward Kennedy）成立了 MK-Ultra 計畫的聽證會來調查此一事件，由於當時剛處於水門事件的餘威之後，用毒品偷偷摸摸做這些不人道的實驗，最後讓此計畫虎頭蛇尾告終，當然最重要的原因是很多資料在某些有心人銷毀掉，或者是以參與者的隱私不能曝光為原則，造成此一祕密計畫無法一窺全貌，至今仍沒有辦法完完整整地知道整個計畫做了些什麼。

44

屍樂園！
大型動物鬆弛劑席捲費城

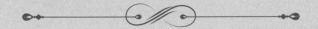

　　2023 年 1 月，美國公衛官員與醫師頻頻示警，越來越多的患者在海洛因、古柯鹼及芬太尼（Fentanyl）等毒品使用時，添加了一種稱為 Tranq 的肌肉鬆弛劑「賽拉嗪（Xylazine）」，這種濫用造成致死的病例非常多，單單費城一個城市就增加了三分之一，而且海洛因有逐漸被取代的趨勢。

　　賽拉嗪的可怕之處是因為注射點常引發潰瘍，導致施打

者小則不良於行，重則傷口遍及全身，甚至搞到要截肢。在費城南部經營七所康復中心「野蠻姐妹（Savage Sisters）」的創始人莎拉·勞雷爾（Sarah Laurel）在接受媒體訪問時，坦言她從未看過人類處於這種狀態，不只是傷口很大，而且動輒一個月才能癒合，有時傷口還會自行變大，這樣的情形有記者形容費城是全美「屍樂園（Zombieland）」的起點。

讀者們或許會好奇，賽拉嗪為何有如此魔力，甚至對身體有如此的破壞力？它其實不是管制的毒品，而是獸醫使用於大型動物的麻醉劑，因此比較便宜，更不用考慮到在使用時有非法的問題，越來越受歡迎也是可想而知。

從醫學的發展史上看來，賽拉嗪走到今日這步田地，真的是跌破大家的眼鏡，因為它是 1962 年時由德國拜耳公司合成的藥物，其發展的目的是希望能夠成為一種抗高血壓藥物，可惜副作用太大了，在健康的受試者中，不只造成血壓下降及心率明顯變低，甚至有中樞神經系統的抑制作用，所以美國 FDA 未准許它使用於人體，僅批准獸醫使用，除了用在大型動物的鎮靜與肌肉鬆弛劑外，它也有止痛的效果。

另外在小型囓齒動物中的麻醉，賽拉嗪是個重要的角色，它是個「雞尾酒藥物（rodent cocktail）」，亦即可以和其他麻醉劑如氯胺酮（Ketamine）及乙醯丙嗪（Acepromazine）

混合使用，達到降低成本及低死亡率的要求。

　　我不知道是不是獸醫師將上述的雞尾酒概念傳給毒蟲，在 2000 年初期美國和波多黎各的吸毒者開始嘗試混用多種毒品，以加強其刺激的效果，通常被稱為快速球（Speed Ball）──把古柯鹼、海洛因及芬太尼等等毒品與賽拉嗪一起使用，如此更能延長毒物代謝的時間，因此從那個時候開始，這種混用毒品的案例造成的死亡人數逐漸上升。

　　另外有專家指出，造成這種現象的主要原因往往也是街上販售的毒品純度不足所致，為了不讓效能減低，製造者就用賽拉嗪當做稀釋劑（cutting agent），意外造成很好的效果，最後毒蟲乾脆向獸醫師買賽拉嗪，當然可能也比較省錢吧！

　　人類為了捕捉一時的快感，盲從躁進混合各種毒品來挑戰自己的身體，付出的代價往往是無法估計的。

45

快速
變裝秀

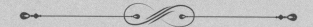

　　川劇變臉的手法堪稱一絕，在電光石火的瞬間就能變換臉上的面具，其細膩程度在高速攝影機下甚至看不出破綻，現在的臺灣人很幸運，不用飛越海峽中線去看表演，只要找個合適的火鍋店，就可以在用餐的同時看到變臉的表演者近距離秀出他們的絕技。

　　在國外也是有相同的表演，名稱叫做「快速變裝秀（Quick Change Show）」，舞臺上的表演者利用道具、燈光、服

裝，有時甚至是魔術表演的手法，從販夫走卒變成美豔巨星，甚至是搞笑的政治人物。

和川劇的變臉不同，他們的表演是整體的變化，而且時間較久，往往可以擔任一場晚會的主秀一鏡到底，但也因為這樣的表演方式，細看之下都可以找出破綻，例如用替身或是人偶、義肢等等，精緻的程度無法和變臉相比，讀者若有興趣，可以利用這個關鍵字在 YouTube 網站上找到相關的表演。

歐美的快速變裝秀推究其歷史，還是有公認的祖師爺萊奧波爾多‧弗雷格利（Leopoldo Fregoli），他的傳奇歷史起源於 1890 年，當時他在義大利巴爾迪塞拉將軍（Baldissera）的麾下服役，有天將軍雇來的表演戲劇團沒有出現，弗雷格利自告奮勇填補空缺，沒有想到獲得滿堂的喝采，最後將軍把他派到馬薩瓦（Massowah）的劇院，他的演藝生涯自此開始，最後甚至成為劇院和賭場的導演及舞臺經理。

弗雷格利的表演沒有特別的影片流傳於世，倒是一位名為烏戈‧比昂底（Ugo Biondi）的公務員看完他的表演後讚不絕口，最後成為他的學生，為了聲稱自己是弗雷格利正統的繼承人，稱呼自己「元祖弗雷格利（Original Fregoli）」。

會提到弗雷格利是因為精神病史上，他也占有一席之地，不過並不是因為他是為精神病的患者，而是有人利用他快速表演的風格稱呼一種疾病稱為「弗雷格利妄想症（Fregoli Delusion）」，源自發表在 1927 年的一篇論文《弗雷戈利和精神分裂症幻覺綜合症》（*Syndrome d'illusion de Frégoli et schizophrénie*），患者是住在倫敦的一位 27 歲的婦女，她認為自己受到了經常在劇院看到的兩名演員的迫害，她認為這些人以她認識或遇到的人的形式變裝密切關注著她，所以我們可以知道這種妄想症的定義，是患者對於不同的人妄想是同一個人改變外表和偽裝而來，把自己認識的人和相似面孔的人當成是同一人，最後甚至把他們當作迫害自己的對象。

　　目前為止還不知道弗雷格利妄想症的確切病因，不過它和腦部受傷有一定的關聯，另外它也可能和其他的妄想症共存，有趣的是藝術創作上也常常利用這個病症來作為靈感的發想，例如 2015 年查理‧考夫曼（Charlie Kaufman）的電影《安諾瑪麗莎》（*Anomalisa*）就是一例。

　　我想歐美的醫師接觸東方文化比較少，如果他們知道有川劇變臉的話，應該也會將它列入精神疾病的診斷碼裡面，形容那些「脾氣反覆無常、翻臉比翻書還快」的患者吧！

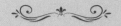

46

被誤解的
印度聖雄甘地

　　食鹽中加碘是一項重要的公衛政策，臺灣在 1963 年開
始，政府的一紙命令跟隨了世界各國的腳步，如果和第一個
國家瑞士相比，將近晚了 50 年。

　　為什麼要在食鹽中加碘？其實是為了防止碘缺乏，因為
它是一種人體必需的微量元素，如果我們沒有足量的攝取，
輕者甲狀腺腫大（即俗稱的大脖子），重則導致神經認知障

礙，如果缺乏的情形一直都沒有改善，就會發生所謂的克汀症（cretinism），這樣的人身體和智力發展會嚴重遲緩，更遑論骨骼的發育及性成熟被耽誤。

碘缺乏症通常發生在離海邊很遠的內陸國家，因為海邊的環境就有足夠的碘讓人們攝取。中國二千多年前的醫書就有紀錄，食用海藻和燒炙的海綿可以治療大脖子病。西方醫學裡從希波克拉底到蓋倫，甚至是 13 世紀的煉金術士兼醫師維拉‧諾瓦（Arnaldus de Villa Nova），都有談到相關疾病的治療方式，雖然他們都不知道碘是什麼東西。

不過在食鹽中加碘的這件事，聖雄甘地因為領導不合作運動，讓某些人誤以為他是阻礙治療印度碘缺乏的元兇，甚至說他討厭碘，這真是天大的錯誤。

為了抗議英國對印度課以 8.2% 的食鹽稅，甘地在 1930 年帶領著印度人民展開所謂的「食鹽進軍（Salt March）」活動，因為在當時這個貧困的國家，人們可以自己生產的商品之一就是鹽，只要將海水收集起來蒸發，就可以將它在街上販賣，可惜這樣的海鹽含碘的量很少。

甘地從 3 月 12 日出發，由 78 人的陪伴隊伍（如圖 18），走了 240 英里到沿海城鎮丹迪，此時人群已經綿延了超過兩公里長，他從地上舀起一把富含鹽分的泥土，並且大聲地

喊出那句震懾當權者的話：「我將用這鹽撼動大英帝國的根基。」

　　結果英國政府只好取消苛刻的鹽稅制度，讓它變成一種人們可以自由生產買賣的商品，結果這種沒有含碘的海鹽一直是印度窮人營利的來源，卻也使得數以百萬計的人遭受了碘缺乏的痛苦，所以後來在 1950 年代到 1990 年代之間，印度政府跟上世界的腳步，禁止這種含碘量少的海鹽販售，強迫加碘來改善碘缺乏疾病的產生，讓這個國家兒童生長遲緩的問題暫時得到紓解。

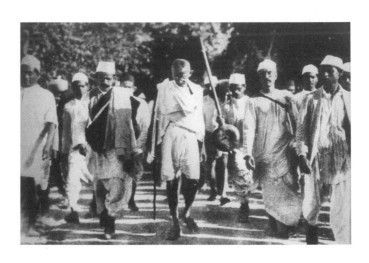

圖 18　甘地帶領群眾進行著名的鹽遊行，以廢除英國的鹽法。（圖片來源：維基共享）

可惜在 1998 年，三個反對政府食鹽加碘的印度聯邦，成功迫使這個政策被廢止了，結果得到的是什麼？全國食用含碘鹽降低了 18%，而出生的缺陷率也跟著高了起來，還好 2005 年這個政策又恢復了，現在印度只有在少數偏遠的地區，或是喜歡那些所謂喜馬拉雅鹽的地區還有碘缺乏造成的大脖子等等疾病。

　　不過印度還是有一些零星的民族主義者不時把甘地抬出來，認為在食鹽中加碘是西方列強殖民的特徵，甚至說甘地非常痛恨碘：天哪，他是痛恨鹽稅制度，而不是討厭在食鹽中加碘。

47

長期使用膠質銀，
變阿凡達納美人

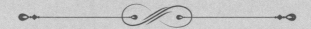

　　銀不只是人類作為貨幣與經濟活動的來源，在醫療的發展史上，它也一直被提到用來改善人類的健康，甚至是治療疾病的藥物。

　　古希臘羅馬人、埃及人及腓尼基人，都有使用銀的容器來保存飲用水的紀錄，醫學之父希波克拉底首先描述銀的消毒功能，並撰寫有關其治療與對抗疾病的功效，在歐洲中世紀的時候，有錢人被普羅大眾認為使用了銀製的餐

具，所以身體的健康才有保障，當時形容這些尊貴身分的人俗語是「含著銀湯匙出世（Born with a silver spoon in your mouth）」，和我們的俚語「含著金湯匙出世」有異曲同工之妙。

19 世紀的戰地醫師注意到銀在抗菌和傷口癒合的治療性存在，開始使用細銀線來縫合傷口，那時候的醫療人員也用硝酸銀來治療傷口與皮膚的潰爛，有人甚至用它來預防新生兒的眼睛感染，當然也不得不提一下，在美國南北戰爭時，梅毒的救星名單中除了汞以外，銀也占有一席之地。

銀殺菌的作用是在於活性銀離子（Ag+），因為它可以破壞病原體細胞膜上關鍵的酶系統，而且在電解的方法被人類發現之後，銀的殺菌作用因為電場的存在而增加，有科學家發現在銀電極上施加電流，可以增加其陽極的殺菌作用，這也說明塗有奈米銀結構的電極，在抑制細菌生長上有極大的發揮。

正因為在體外有如此顯赫的作用，各種含有銀的產品，不管是醫療上的燒傷軟膏或敷料，甚至在衣服纖維裡都有銀的影子，做為其宣傳的主力，說白一點，錢也要花得比較多。

並沒有非常強有力的證據支持銀如神一般的存在，但支

持的人們常常推波助瀾誇大它的療效，所以在 1960 年代開始，所謂的膠體銀（colloidal silver）溶液就出現了，號稱可以治療甚至治癒 650 種以上的疾病或是病原體，雖然到目前為止美國 FDA 都宣稱這些產品不具療效，可惜還是有很多狂熱的信徒。

2008 年一位名為保羅・卡拉森（Paul Karason）的男性出現在美國《今天》（Today）的節目上，根據他的描述，在服用自製的氯化銀膠體溶液及臉上塗抹它之後，多年的關節炎和胃食道逆流都治癒了，可惜他因為使用了太多這樣的溶液，讓他的皮膚開始慢慢變成藍色（如圖 19），不過卡拉森卻沒有後悔，反而覺得鼻竇炎或皮膚炎也可以用這種方式來治療。

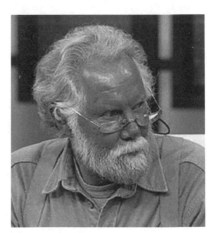

圖 19　保羅・卡拉森銀中毒導致皮膚變成了藍色。（圖片來源：維基共享）

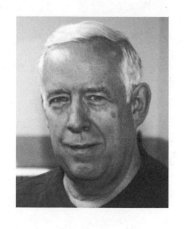

和卡拉森相同的還有一位美國自由黨的斯坦・瓊斯（Stan Jones），這位參加幾次選舉失敗的政治人物，除了深深懼怕著千禧蟲 Y2K 之外，為了身體健康也服用自製的膠體銀溶液來作為保健食品，結果皮膚也是變成藍灰色（如圖20），還好沒有像卡拉森那麼深藍而已。

不知道電影導演卡麥隆（Cameron）在創作《阿凡達》電影裡的納美人時，靈感是否來自那些服用自製膠體銀溶液的信徒們？

48

痛痛病與
怪獸哥吉拉

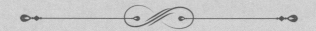

　　工業革命頂著增進人類進步繁榮與生活福祉的光環，大規模的礦業開採與重工業的發展，確實讓人類社會嘗到了甜頭，可惜在享受這些果實一段時間之後，接踵而至的環境污染與疾病威脅讓世界各國都深受其害，其例子不勝枚舉，例如日本有所謂的四大公害病：「水俁病」、「第二水俁病」、「痛痛病」及「四日市哮喘」，讓人民付出慘烈的代價，而底下我要談到的是痛痛病。

痛痛病是日本醫師荻野昇田野調查時所發現，因為患者關節及脊椎會因為患病產生極度的疼痛，發出「日文：痛い、痛い」的聲音，所以後來就以痛痛病來稱呼它。

　　第一次世界大戰後，導致世界原物料的需求上升，日本三井金屬礦業由歐洲引進新的採礦技術，讓其經營的神岡礦山躍升為全世界數一數二的礦場，不過因為如此，採礦活動大量排放的重金屬，尤其是鎘，通通排放到了神通川及其支流，這條河主要是日本富山縣民生、漁業活動及灌溉用水的來源，因此影響甚鉅。

　　首先是河川的魚開始大量死亡，稻米的生長也變得不理想，尤其在人們飲用了污染的水源之後，身體開始起了種種變化，所以他們向三井金屬礦業投訴，為了平息民怨，該公司建立了水塢來儲存排出河川的廢水，不過當地居民得到不知名疾病的影響越來越多，當地的醫師荻野昇和一些同事展開調查，發現居民勞動之後各個關節會產生劇烈疼痛，長期之後甚至有人骨質疏鬆、身體變形甚至腎功能衰竭，病人往往在疼痛哀嚎的生活中慢慢死去，荻野醫生認為和礦場排放的毒物有其關聯性。

　　在醫師及律師替受害人組成的訴訟聯盟努力下，1968年富山縣法院起訴了三井金屬礦業公司，1971年6月該公

司敗訴，隔年二審被害人又勝訴，於是三井金屬礦業公司同意支付被害人的醫療費用及賠償，為居民執行水質監測提供資金。

這件事當然也讓藝文創作者有了靈感，在 1984 年上映的電影《哥吉拉》，30 週年的紀念作（也是系列電影的第 16 部），日本自衛隊出現了 super X 這款飛彈，它是由鈦金屬外殼包覆鎘做的武器，可惜仍然殺不死哥吉拉，因為它是反核理念下所設想的怪物，對於人類可笑的反擊不痛不癢，當然殺不死它，有機會我會把這個怪物的相關歷史好好談一下。

順帶一提的是，上述這部影片曾經來臺灣金馬獎影展放映，不過其翻譯名稱叫做「怪獸」，不提沒有人知道，電影之中的鎘飛彈的發想是這樣來。

49

西方花木蘭，
女醫官在軍中隱藏性別

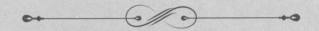

　　南北朝有名的《木蘭辭》，寫的是花木蘭代父從軍的故事，在她軍旅生活的 12 年中，同袍竟然沒有發現她是女兒身，所以留下那著名的詞句：「雄兔腳撲朔，雌兔眼迷離；兩兔傍地走，安能辨我是雄雌？」

　　有人懷疑花木蘭的故事真實性，畢竟這首詞的作者不知道是誰，歷史上也沒有相關的記載，但是在西方的醫療史上，卻有一位陸軍的軍醫官，在過世的 150 年之後，他的性

別依舊是個謎團。

這個故事的主角名為詹姆斯‧巴里（James Barry），是一位英國的外科軍醫，出生於愛爾蘭科克（Cork），自愛丁堡大學醫學院獲得醫學學位，曾在南非和大英帝國的許多殖民地服役，在退休之前，他的職位是負責軍隊醫院的監察長（相當於准將），這是英國陸軍中第二高的醫療職位等級。

巴里不僅改善了受傷士兵的條件，也改善了當地居民的條件，還在非洲進行了第一次剖腹產手術，手術中母親和孩子都活了下來，算是英國外科軍醫的一個傳奇人物。

1865 年巴里死於痢疾，這種死因在當時並不是什麼大不了的事，可是一位女傭在做遺體整理的時候，竟然發現她是位真真實實的女性，有名的八卦報紙《曼徹斯特衛報》（*The Manchester Guardian*）跟著起鬨，在報導裡說道：如果不是官方權威能夠證實的真實性，那麼這個敘述肯定會被認為是絕對令人難以置信的；作家狄更斯也加入戰局，在評論這件事的文章中寫著，一位這麼好的醫師如何長期愚弄這麼多人，真是個謎（Still a mystery）。

近代的英國作家對巴里所謂的欺騙採取了不同的看法——被視為一個領先於她時代雄心勃勃的女人的「精緻的詭

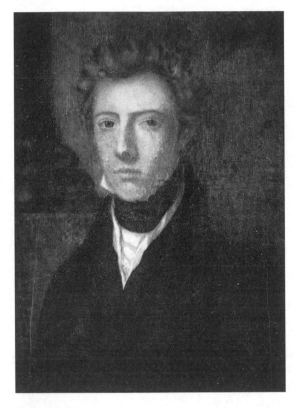

圖 21　詹姆斯‧巴里變裝從事醫學事業。（圖片
來源：維基共享）

計（an exquisite story of scandalous subterfuge）」，更傾向於頌揚打破壁壘的女性，甚至津津樂道一個女人戰勝看不起她的性別歧視機構的想法，一些歷史學家稱巴里是英國第一位合格女性醫生，並將巴里與其他穿上男裝尋求財富並為國家服務的勇敢女性歸為同一類。

根據一些目前存在的紀錄顯示，巴里是家中的第二個小孩，而且被取名為瑪格麗特・安妮（Margaret Anne），這是主張她為女性的一個重要佐證，如同前面所言，在擔任軍醫官的期間是非常努力，而且還是帶著十字軍的精神那般刻苦耐勞，可惜在 1859 年，由於身體健康每況愈下，高層不顧她的反對迫使退休，幾年後去世前卻提出一個特別的要求：不希望屍體被檢查，而且埋葬的時候要穿著她死的時候所穿的衣服──如果請求被採納，就不會有今天這麼多事情。

或許真的覺得是件醜聞，英國軍方甚至是政府，一直都沒有對這件事做出正式的聲明，所以即便巴里死了這麼多年，尤其在女權意識高漲之後，很多女權運動者都在談論她的故事，可惜無法將其男性的身分反轉，或許應該採取現代有關花木蘭的方法，找個電影公司拍她的傳記不就好了嗎？

50

諾貝爾得主赫維西的
回鍋牛肉

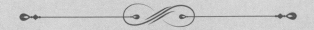

　　1943 年諾貝爾化學獎頒給了匈牙利的科學家喬治・德・赫維西（George de Hevesy），表彰他利用放射性示蹤劑（radioactive tracers）上的成就，正因為這種研究開啟了今日醫療上使用的核子醫學方式，所以他也被稱為核子醫學之父（Father of Nuclear Medicine），目前用放射性同位素來診斷疾病，諸如冠心症、發炎、癌症及其轉移等等，甚至利用它來治療癌症，赫維西的努力以及承先啟後功不可沒。

雖然出生於匈牙利，但赫維西發跡於哥本哈根。他在德國弗萊堡大學（University of Freiburg）得到博士學位，之後跟著一群學者展開研究工作，曾經待過德國、匈牙利、荷蘭、英國等等，1920 年在哥本哈根期間，和荷蘭裔物理學家德克・科斯特（Dirk Coster）發現了元素鉿（$_{72}$Hf，拉丁語Hafnia 為「哥本哈根」），將門捷列夫（Dmitri Mendeleev）提出的元素週期表，在具有 72 個質子化學元素上補足空缺。

　　之後赫維西得到洛克斐勒基金會的贊助，利用少量的放射性同位素來研究動植物新陳代謝的過程，他發表的第一篇利用 ^{212}Pb （鉛的同位素）作為放射性示蹤劑，以研究蠶豆的根、莖、葉中的吸收與運轉過程，由此開始得到諾貝爾化學獎的青睞。

　　雖然他得到諾貝爾獎，可惜當時納粹德國已經掌權，雖然在中立國的哥本哈根，猶太人的身分仍讓他非常危險，尤其面臨諾貝爾金質獎章可能被沒收，為了怕寄出國觸犯法律，所以他選擇利用王水將金子溶化，放在哥本哈根的實驗室裡，戰後他將此充滿黃金的溶液交回給諾貝爾協會，最後他們才將獎章重鑄，送回到赫維西的手裡。

　　前面的故事有些傳奇，不過赫維西還有另一個令人津津樂道的小故事，那就是他 1911 年在英國研究時所發生的，

當時寄宿的女房東雖然對他不錯，可惜赫維西一直覺得她口中所說的新鮮的匈牙利牛肉湯（goulash）是幾天前他沒吃完剩下的，雖然曾經隱晦提醒過女房東，可惜她還是強調湯裡的肉永遠都是當天才買的。

　　具有學者潔癖的赫維西展開了研究的精神，從自己殘餘肉湯中，挑了一塊牛肉加了些微量放射性物質，幾天後另一碗「新鮮」的牛肉湯被端了上來，結果他用了驗電器（electroscope）證明了裡面有塊牛肉是他前幾天吃剩的回鍋料理，這才讓女房東啞口無言。

　　學者偏執的研究精神，不只讓赫維西得到了諾貝爾化學獎，也讓他不用吃殘羹剩飯，至於他還有什麼小故事，請待下回分解。

51

諾貝爾得主
赫維西的茶

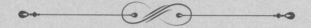

　　前文提到諾貝爾化學獎得主赫維西龜毛的個性與研究精神，讓他寄宿的女房東不敢再以吃不完的牛肉，假冒成新鮮的匈牙利牛肉湯給他，另外還有一個小故事，也將他這種學者窮追到底的精神發揮到極致。

　　俗語說女人是水做的，但這句話說得有點牽強，不能說女性容易多愁善感就強調她們身上的水比較多，事實上男人身上的水分也占了不少，教科書上說人體的組成大約有50%

到 60% 是水，本來以為這是估算，沒有想到是赫維西的實驗所發現，當然是用同位素算出來的。

故事發生在 1913 年的春天，大抵也是赫維西發生牛肉湯事件前後，某個下午他在曼徹斯特的物理實驗室裡，與另一位物理學家亨利・莫斯利（Henry Moseley）喝著下午茶，赫維西有感而發地說心裡有個願望，就是確定茶杯中所有單個水分子接下來的命運。

縱使天縱英才的莫斯利也覺得赫維西很無聊，雖然他的研究是打破先前物理學中的成見，利用 X 光射線發現了「原子序（atomic number）」的概念，也不願意加入那天外飛來一筆的想法，所以赫維西在 1962 年的文章中寫道：「即使是一個有遠見的人……像是莫斯利也覺得這件事如同高度的烏托邦希望。」

不過赫維西並沒有放下前述的希望，20 年後他的好友哈羅德・克萊頓・尤里（Harold Clayton Urey）將其剛發現的氫同位素「氘（又名重水）」的化合物，0.6% 的氧化氘提供給他做實驗，歷史上並沒有記錄赫維西有沒有用它來泡茶，卻給了他新的同事霍福（Hofer）分段喝了 150 毫升、250 毫升，同時為了精確起見，也讓他喝了 2000 毫升等分的水，在研究了 55 個尿液和排泄物的液體樣本，並進行了

一千多次蒸餾操作之後，他們兩人在 1934 年於《自然》雜誌發表了簡單的測量報告，發現身體的水分 9 天就會換掉一半，這是放射性示蹤劑第一次使用於人類身上的臨床報告，也因為這個研究的結果，讓他們估算出一般人體內的水分是 43 公升。

一杯茶的發想，開啟了赫維西首創在人體的同位素臨床應用，不過前述提到的幾個人命運也不盡相同，尤里在 1934 年就因為發現氫的同位素而得到諾貝爾化學獎，比赫維西早了 9 年。

至於成就可能超越他們的莫斯利，在第一次世界大戰時，懷著滿腔的熱血成為英國皇家工兵的一名志願軍，隔年 4 月他作為負責電話通訊的軍官受命前往土耳其作戰，可惜在 4 個月後被敵軍狙擊手開槍爆頭身亡，得年 27 歲，一位很有可能成為當代諾貝爾物理學獎得主及大師級的人物就這麼煙消雲散，還好英國政府因為他的死，不再徵召那些在科學領域有卓越貢獻的人去戰場上打仗，他們也可以參戰，只不過地點是在研究如何打勝仗的武器或工具的實驗室裡。

52

奶茶好喝，
該先倒紅茶還是牛奶？

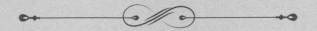

　　羅納德・費雪（Ronald Fisher）是一位英國知名的學者，精通數學、統計學，甚至是生物學及遺傳學，有學者稱他在統計學方面的工作是「單槍匹馬為現代統計科學奠定了基礎的天才」，幾乎所有學習生物統計學方法的人，都會知道他所提出常態分布的雙尾檢定；另外在生物遺傳學方面，他利用了數學將孟德爾遺傳學和自然選擇相結合，促成了達爾文演化論的修正，也因為如此他被稱為「達爾文最偉大的

繼承者」。

　　所以英國牛津大學知名的學者道金斯（Dawkins）如此形容費雪：「不僅是新達爾文綜合主義建築師中最具原創性和建設性的一位，還是現代統計學和實驗設計之父，因此可以說他為生物學和醫學研究人員提供了最重要的研究工具，以及生物學中心定理的現代版本。」

　　不過有個小故事發生在費雪身上，可以說是促成他發展出現代統計學的基礎，那就是在 1920 年代初期的某一天下午，他在農業研究站工作時，幫一位藻類生物學家，名叫布里斯托爾（Bristol）的女同事泡奶茶的時候發生的。

　　費雪先往杯子裡倒些牛奶然後再倒茶，結果被布里斯托爾嫌棄，表示不想這樣喝，只因為他先把牛奶倒進杯子裡，費雪很訝異，認為不管是先倒茶或是先倒牛奶，應該不會影響它的風味。

　　自從茶在 17 世紀傳入英國以來，先倒茶或是先倒牛奶一直爭論不休，甚至有人開玩笑說，如果有什麼能夠引起內戰，就是這個問題，但是費雪根本不管這個，覺得是無稽之談，尤其當布里斯托爾說，那一杯奶茶是如何泡出來的，她都可以精確地知道。

　　於是費雪展開了實驗的精神，他做了 8 杯奶茶，4 杯先

倒茶，4杯先倒奶，結果布里斯托爾竟然通通答對了，費雪不敢相信是真的，而且利用演算法知道，她得到正確結果的機率是 1/70：其實費雪更不知道的是，如果將牛奶倒入熱茶中，因為乳清蛋白的化學變化會有焦糖味產生，還可以減少燙傷，相反的方法可能產生怪味而且會燙嘴。

不過費雪覺得自己的錯誤是樣本數量太少，試著用泡12杯奶茶的方式來做實驗，結果幾個月的探索之後，覺得這種方法測試很中肯，其簡單性澄清了他的思路，並且讓他能夠分離出良好的實驗設計和統計分析的關鍵點，然後將它應用在雜亂無章的例子中，例如在農業研究所裡，分離化學肥料對作物生產的影響——之後眾多的卓越研究成果，讓他在 1952 年被封為爵士。

這個故事聽起來好像有點像天方夜譚，不過不能否認，他在日後統計學的著作裡，第一個講到的故事就是為了布里斯托爾做的奶茶試驗，替日後生物統計學定下了基調，雖然我也學過，但是從來沒有人告訴我費雪是因為泡奶茶得到的靈感。

53

女王、邱吉爾及
倫敦霧霾

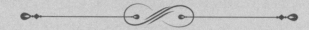

　　Netflix 從 2016 年開始推出了以英女王伊莉莎白二世為題的影集《王冠》（*The Crown*），這部英美合作拍的傳記歷史影集，觀眾對其評價是正面的，在第一季的第四集中，大幅描寫倫敦霧霾事件的影響，醫師個性使然，想向大家好好介紹一下。

　　倫敦霧霾事件（Great Smog of London）發生在 1952 年 12 月 5 日到 12 月 9 日之間，當時高氣壓覆蓋英國全境上空，

給倫敦帶來寒冷跟大霧的天氣，就像完美的風暴一樣，它的發生組合了低氣溫、反氣旋、沒有風以及大量煤炭燃燒所產生的氣體，加上當時路面逐漸淘汰電車，開始全面使用內燃引擎的巴士，增加了大量的廢氣，造成整個倫敦霧茫茫一片（如圖 22）。

大量煙霧造成民眾眼痛、鼻痛而且咳嗽不止，黑暗之中交通事故不斷，醫院收治了大量支氣管炎及呼吸道疾病的病

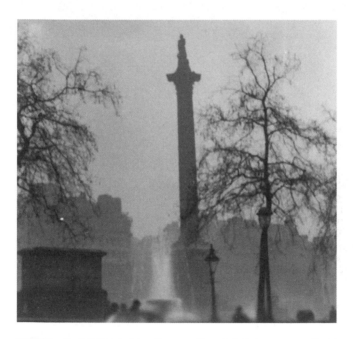

圖 22 倫敦霧霾時的納爾遜紀念柱。（圖片來源：維基共享）

人，加上各式心血管的重症，讓病房裡人滿為患，更可怕的是黑暗中交通事故不斷，使得救護車與消防車沒有辦法大量出動解救民眾，所以能夠到醫院算是幸運的。

根據統計，霧霾期間倫敦市民死亡4000人以上，其中大部分是老人、兒童及慢性病患者，霧霾散去之後情況並沒有改善，再之後數週又有超過8000人死亡，成為英國醫療史上罕見的公害大慘案。

《王冠》劇集裡以這件事為背景，設計了女王及邱吉爾的對手戲，配角是邱吉爾的女祕書，她為了向邱吉爾報告事情的嚴重性，結果在途中發生車禍死亡，劇情的張力在於不干政的女王想利用此事逼邱吉爾下臺。

邱吉爾是執政者的代表，不管是劇中還是史實，對於倫敦霧霾事件確實是一開始不當回事，《王冠》劇情中，隨著死亡人數不斷增加，他的壓力越來越重，結果女祕書的死讓邱吉爾鋪陳了一個政治大秀，在鏡頭面前哭泣，英國人民此時並沒有離開對邱吉爾的崇拜，所以讓他從倫敦霧霾造成傷害的政治危機中脫身，觀眾可能會覺得有莫名其妙的諷刺感。

上述的劇情是編劇高招的地方，其實那時候邱吉爾並沒有強烈感受到要被逼下臺的壓力，至於女王跟他過招，大抵

也是相同的想像，我們只能佩服這些編劇們的功力。

　　不過這件事情造成了巨大衝擊，讓英國政府不得不正式推出了多項燃油使用規範，以及制定禁止工廠排煙的標準，所以在 1954 年提出了倫敦法（City of London Act）及 1956 年的清潔空氣法（Clean Air Act）。

　　倫敦霧霾帶來深刻的問題，當時傳遍全世界，可惜其他國家會記取教訓嗎？答案是否定的，幾年之後在日本發生了四大公害病之一的「四日市哮喘」，雖然造成的原因不一樣，但是污染源的組成差不了多少，也造成了日本民眾大規模的死傷。

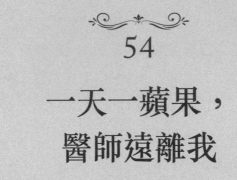

54

一天一蘋果，
醫師遠離我

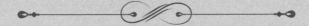

　　某年在歐洲的鄉村旅遊，看到路邊行道樹都是結實纍纍的蘋果，突然有種衝動想摘下來吃，於是問導遊說，這些蘋果有人種嗎？他回答這些都是野生的，我眼睛為之一亮，正準備靠近蘋果樹時，導遊制止了我，特別提醒我說這些蘋果非常難吃，最後我還是忍下來了，當時制止這個願望不單是導遊的勸告，另外還有兩個重要的原因，一是覺得它們長在道路旁邊，每天吸收髒空氣，可能不是很衛生，另外一個是

它們長得都奇形怪狀。

這件事一直存在我心裡很多年，直到最近看到強尼·阿普賽爾德（Johnny Appleseed，或是可以叫他蘋果籽先生）的故事才改觀。

蘋果籽先生在網路上的評價還是很高，經常被尊為美國荒野的守護神，連臺灣的宗教網站都說他是一個謙虛及善良的人，而且樂於和別人分享，美國某個賣蘋果的公司網站，還替他打廣告，說他喜歡漫步森林和種植蘋果樹，這些都是為了讓人們可以吃到新鮮、營養豐富的蘋果，當然也希望大家可以烤出美味的蘋果餡餅：事實真的如此嗎？

如果仔細看他發跡的歷史，你會知道蘋果籽先生是個精明的生意人，在美國建國初期就遷徙到現在的俄亥俄州，他知道有不少想來美國定居的人正朝著自己的居住地而來，於是在日後可能有人潮聚集的地方開始買地，但總不能讓這些地空著，於是在等待的時間就開始種植蘋果樹，然後賣樹苗給附近的居民。

大家必須知道，野生的蘋果並不是現在這個樣子，為了能適應土地及病蟲害，幾乎每一株蘋果樹都有極端的遺傳變異性，簡單的講，每一代蘋果都瘋狂地重洗牌它們的DNA，但大家不要會錯意，當時會向蘋果籽先生買蘋果樹

等著長大吃果實的人很少，它們和我在歐洲鄉間看到的一樣，不只賣相難看而且很難入口，買回去的人大概就是等著用來釀造蘋果酒，尤其在冬天將這種釀造酒冰凍在戶外，酒水分離之後，會得到酒精度非常高的蘋果酒，這對當時來美國的移民而言是不可多得的禮物。

蘋果籽先生因為這些樹賺了一筆，而且成為地產大亨，不過你以為事情這樣結束了就錯了，後來因為 20 世紀初美國的禁酒令，這些樹就乏人問津，為了拯救原先用來釀酒的蘋果樹，聰明的農民們利用「嫁接」的手法，保留可口的蘋果原種，以保證其品質，然後開始重塑蘋果的形象，讓它們看起來健康美味又營養，所以廣告詞會說「一天一蘋果，醫師遠離我（An apple a day keeps the doctor away）」──沒有強烈的醫學研究證明這句話的真實性，我必須說這些歷經多年沒有變化的蘋果樹原種，比不上野生種強壯，而且為了繼續其樣貌，不知道用了多少肥料和農藥來保持？

55

軟式隱形眼鏡的
發明人

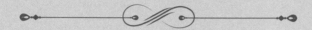

　　2021 年 10 月 27 日的 Google 搜尋欄塗鴉是一位白髮蒼蒼的老人，他的指尖放著一個隱形眼鏡，主角是奧多・維哈多洛勒（Otto Wichterle），紀念的是他 108 歲冥誕，他是何許人也？沒錯，指尖上的隱形眼鏡洩漏了其中的祕密，維哈多洛勒是它的發明者，對於這個現今世界上每年動輒數十億美金的產業，他沒有因為這個專利致富過，甚至連他所發明的任何仿生材料都是。

隱形眼鏡的想法從文藝復興時代的達文西就有提出來，之後著名的學者笛卡爾也軋過一腳，只是當時的材料科學不夠進步，這種想法只是空中樓閣，直到 19 世紀後期，聚甲基丙烯酸甲酯塑膠（即俗稱的壓克力）的發明，才有硬式隱形眼鏡的發現，可惜長時間配戴它會造成不舒適，尤其是眼睛會乾燥缺氧，沒有辦法廣泛使用。

　　1950 年代初期維哈多洛勒在前往布拉格的火車上與一位眼科醫師同行，這位醫師向他抱怨病人在使用義眼及眼睛植入物的困難，認為應該有仿生材料的發明來解決這個問題。

　　當時確實沒有上述的材料，但是身為高分子化學的專家，維哈多洛勒覺得自己可以完成這樣的材料，所以在幾年後他與同事德拉霍斯拉·林（Drahoslav Lím）成功開發聚甲基丙烯酸羥乙酯（PolyHEMA），是一種柔軟、透明與親水性的凝膠，他們在 1960 年於《自然》雜誌上發表了這個聚合物。

　　維哈多洛勒沒有忘記和那位眼科醫師的約定，以 PolyHEMA 製作了第一款的軟式隱形眼鏡，可惜常常邊緣不整齊又容易撕裂，不過他再接再厲，終於在 1961 年的平安夜，以兒子玩具拼搭，底座接到熱板上，加上了留聲機的馬

達，利用旋轉的方式控制隱形眼鏡的厚薄形狀，終於成功製造了第一代透氣的軟式隱形眼鏡。

當時他所處捷克共產黨政府的控制，公部門負責專利的人不曉得這個發明能夠大發利市，竟然以很低的價格賣給一位美國的眼科醫生，而他把它轉賣給博士倫公司，1971 年 FDA 批准此款軟式隱形眼鏡上市，捷克政府及維哈多洛勒沒有從這個產品上拿到半分錢。

維哈多洛勒值得表彰的不是只有這個成就，他最令人欽佩的是道德操守，身為知識分子，雖處於德國納粹和共產黨

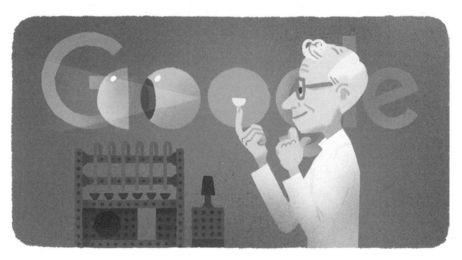

圖 23　奧多・維哈多洛勒著名的發明是現代軟式隱形眼鏡。（圖片來源：Doodle 作品資料庫）

統治過的捷克，但是他以敢言著稱，納粹時代曾經因為觸怒納粹政權被判了 6 個月徒刑，不過忌憚他的成就，雖然政治上被孤立，可是在科學研究上並沒有中斷很久的時間；捷克共產黨政府就不是這樣，1968 年的布拉格之春運動被蘇聯粉碎之後，他注定無法再做有意義的科研工作。

　　《史記》上說：「千夫諾諾，不如一士之諤諤。」維哈多洛勒正是對此最好的註解，1989 年的天鵝絨革命之後，結束了共產黨幾十年的統治，維哈多洛勒被尊為民族英雄，生平還被拍成紀錄片，之後更推舉為斯洛伐克科學院院長。可是我覺得還是太晚了，不然現今的高分子化學不知道會進步到什麼程度？

56

抗生素狂想曲⑴

以基因編輯技術改造瘧蚊基因

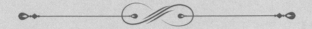

　　自從佛萊明由黴菌中發現了盤尼西林之後，開啟了科學家利用類似的方法從黴菌中提煉出了不只是抗生素、抗蟲藥，甚至是治療癌症的藥劑，在這裡我要介紹的是一款歷久不衰的抗生素——Tetracycline，也是四環素的家族之一，其治療的範圍相當廣泛，包含細菌感染、痤瘡（即俗稱的青春痘）、霍亂、鼠疫、瘧疾，甚至是梅毒等，目前它還是眼藥膏常用的處方。

Tetracycline 是在 1948 年由班傑明・明格・杜格（Benjamin Minge Duggar）在美國氰胺公司的實驗室中所發現，當時叫做金黴素（Aureomycin），輝瑞公司透過氫解的方法產生了 Tetracycline，1954 年後由美國 FDA 批准上市使用，就讓各家藥廠模仿而發展出更多的藥品。

值得一提的是 Tetracycline 也能治療和胃潰瘍及胃癌病變有關的幽門螺旋桿菌（*Helicobacter pylori*），這件事曾在腸胃科醫師早期的治療過程中得到驗證。因為在 1960、70 年代，當時的臺灣對於胃潰瘍的治療大抵也只有胃乳可以選擇，可是有些人治療過程中若得到其他細菌感染，Tetracycline 是少數僅有的抗生素選擇之一，於是這些患者感染得到了控制，胃潰瘍也莫名其妙得到減緩，讓當時的醫生想不通，直到幽門螺旋桿菌被證實存在，而且和胃潰瘍的成因有一定的相關，Tetracycline 是其三合一治療中的一部分之後，上述想不通的地方終於得到解答。

另外為什麼我要提出狂想這個概念呢？因為在基因工程中，Tetracycline 似乎可以為病媒蚊的控制找尋到出路。

原來是總部位於英國的美資企業生物技術公司 Oxitec，利用基因編輯的技術，製造需要 Tetracycline 才可以存活的雄性埃及斑蚊（*Aedes aegypti*）——牠是登革熱、茲卡病毒

及黃熱病的傳染媒介。

上述的雄性蚊子基因被植入了 tTAV（四環黴素抑制反式激活因子變體），在 Tetracycline 存在的情況下，蚊子可以在飼養的設施中生存及繁殖，然而當這些雄性蚊子被釋放到野外後，它們的下一代沒有辦法獲得 Tetracycline，所以在變為成蚊時就死亡了。

2011 年 Oxitec 公司與巴西聖保羅大學及當地的公司合作，野放了這些雄性蚊子，觀察到埃及斑蚊的族群下降了 80% 到 95% 左右，而且到 2019 年之前，多項合作的計畫都證實了相同的結果，不過反對的聲浪仍是很大，因為野放這種基因編輯過的蚊子，對環境的影響目前仍是未知數，另外也有學者提出相關的實驗數據並非真正的版本，其有效性值得商榷。

不管如何，人類要與大自然對抗總是要從大自然裡去想辦法，從黴菌中找出治療細菌的方式，甚至可以控制病媒蚊的產生，這些事基本上就已經是令人覺得匪夷所思，以後會有什麼樣的發展，相信不是我們能夠預測得到。

57

抗生素狂想曲(2)
日本學者口中的神奇藥丸

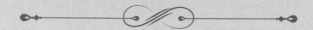

　　新冠疫情在沒有疫苗問世之前，許多醫界人士可能翻箱倒櫃去找之前問世的藥物，找出是否有什麼可以抵擋疫情。在這種病急亂投醫的情況下，奎寧是首先被提出來的藥物，但不久就被證據打臉否定了療效；接下來被提出的藥物是伊維菌素（Ivermectin），一款多用途可以內服外用的藥物，也可以作為殺蟲劑使用的老藥，臺灣知名電臺主持人甚至為它背書，在自己的臉書發布消息，只要用自己的身分證字號

就可以免費索取兩顆——事實證明，伊維菌素對於新冠肺炎的治療也沒有什麼充分的證據，美國 FDA 甚至在 2021 年 3 月明令禁止它使用在這些病人身上。

　　大家可能會覺得很奇怪，為什麼伊維菌素會被提出來用於治療新冠肺炎？原因很簡單，因為它的應用相當廣泛，發現它的日本生化學家大村智（Satoshi Omura），將其與盤尼西林和阿斯匹靈並稱為三大「神奇藥物（Wonder Drugs）」，可能是名聲太過響亮才會被選用。

　　伊維菌素其實是從阿維菌素（Avermectin）的衍生物而來，它能夠問世起源於 1970 年代後期，日本東京北里研究所（The Kitasato Institute, Tokyo）和美國默克藥廠的合作計畫，研究人員從日本靜岡縣伊東市的土壤中，採集出一種放射菌，最後被送到位於美國的默克夏普及多姆（Merck Sharp and Dohme）實驗室進行研究，從其中找出了阿維鏈黴菌（*Streptomyces avermitilis*，這個形容詞可能意謂著它可以殺死蠕蟲），其發酵的產物發展的出很多類似的藥物，先不說別的，光是阿維菌素的發現，就讓大村智得到 2015 年諾貝爾生理及醫學獎，而伊維菌素是其衍生物裡最具治療成效的一員。

　　伊維菌素有多神呢？它在 1981 年上市之後，最初只是

作為獸醫的外用藥,治療動物的內部與外部寄生蟲疾病,對世界上經濟弱勢國家的牲畜養殖貢獻良多,僅以巴西為例,牛蜱病(ixodid tick)造成 80% 牛隻的生病,一年的損失大概是 20 億美金的產值,因為伊維菌素讓這樣的損失大幅改善。

另外,伊維菌素也可以治療多種體內線蟲感染,如蟠尾絲蟲症(河盲症,river blindness)、蛔蟲病、疥瘡及蝨感染都有一定的療效,突顯其高效能、廣泛及安全給藥的特性,尤其最為人津津樂道的是默克藥廠將此藥捐贈給聯合國相關機構,讓它可以在黑蠅(蚋,black flies)肆虐的非洲貧困地區用飛機噴灑藥劑,避免因為此蟲的孳生而產生的相關疾病。

所以新冠肺炎爆發時,醫療資源相對貧瘠的印度地區,讓醫生想東想西把伊維菌素拿來試試看,剛開始確實對於某一部分的人有些效果,但可惜的是到最後沒有確切的證據可以證明其效用,否則它的傳奇可能又再添一筆。

58

猶太人的
標準潔淨食物

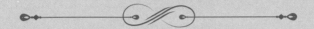

　　猶太人愛乾淨的習慣是眾所周知，不只注意手部的清潔，連進入口中的食物也要有認證的程序，這種符合猶太人可以吃的食物叫 Kosher，其來源最早可追溯到公元 6 世紀，在其宗教典籍《塔木德》（*Talmud*）中可以找到紀錄，經過了千年以上時間的改進，一代代的拉比（Rabbi，猶太人的宗教領袖）編撰了一套繁瑣又複雜的體系來管理猶太人的飲食原則。

上述的規定替可接受與不可接受的食物之間提供了核心概念，例如豬被視為不乾淨，永遠不可能成為 Kosher，不過牛和雞也不是隨便可以吃，牠們必須經過適當的屠宰與檢查才能成為猶太人吃下肚的東西，而牛奶也自成一類食物，不可與肉類相混淆，種種的原則還得靠虔誠的信仰才能分得清楚。

不管原則如何訂定，單純的食物來源讓猶太人很容易分辨是否符合 Kosher 的標準，不過到了 19 世紀末 20 世紀初，加工食品的出現讓這件事變得詭譎，因為其中的成分沒有辦法用肉眼分辨，受過科學訓練的拉比為了達到 Kosher 的要求，促進了所謂猶太食物化學（Kosher Chemistry）的產生，底下的故事就是一例。

可口可樂發明之後，它慢慢變成猶太人喜歡的飲料之一，在 1910 年有位名叫葛芬（Gefen）的拉比，為了讓它符合 Kosher 的原則，和可口可樂公司談判，希望在不透露其配方的原則下，祕密調查其成分是否潔淨、符合猶太人的食物律法。

看到配方之後，葛芬對其中一種化學成分非常有意見，那就是甘油（Glycerin）——製造肥皂時的副產品，它不只可以讓飲料喝起來滑順，也可以讓糕餅保持濕潤與新鮮，但

這位拉比覺得它可能是肉類油脂加工的產品，其中很有可能來自豬和沒有經過猶太律法宰殺的牛身上而來，雖然它亦有可能來自植物所提煉，但是沒有來源證明，十分危險。

甘油占可口可樂成分不到 0.01%，但可能使它失去 Kosher 的條件，為了回應葛芬的要求，可口可樂找到其供應商寶潔（Procter & Gamble），結果為了符合 Kosher 的條件，他們為了猶太人花費了 3 萬美元製造了另一個平行的生產線，製造所謂的猶太人可口可樂，之後有更多食品加工公司參與了這項認證。

這件事聽起來好像只有猶太人是贏家，但事實證明這是個雙贏的策略。1980 年代著名的市調公司發表了一份頗具影響力的報告，指出只有約莫 25% 左右的 Kosher 是猶太人所購買，我想這會讓當初創立所謂猶太化學，致力尋求潔淨猶太食品認證的拉比們始料未及，當然辛苦的廠商也得到了回報，像不像我們現在的 SGS 檢驗認證系統？

59

父子間的
賭注

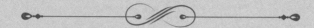

在 1980 年代中期，厄瓜多有位名叫傑米・格瓦拉－阿吉雷（Jaime Guevara-Aguirre）的年輕人剛從醫學院畢業，喜好自由、思想天真的他並不想留在醫院服務，反而想實現職業自主，於是突發奇想找父親商量，希望可以資助他開一家研究所，理由聽起來很瞎，這樣才可以做一些自己喜歡的醫學研究。

格瓦拉－阿吉雷的說法讓父親覺得很不以為然，醫學

研究？在自己開的研究所？於是他的父親也提出了一個天馬行空的想法，問格瓦拉－阿吉雷什麼樣的醫學雜誌最負盛名？格瓦拉－阿吉雷隨口答了大概是《新英格蘭醫學雜誌》（*NEJM*）。

最後他們父子兩人達成協議，展開了一個為期 10 年的資助計畫，條件是格瓦拉－阿吉雷要在這段時間內在《新英格蘭醫學雜誌》上至少發表一篇論文，否則得不到資助，當然他只好硬著頭皮接受。

為了達到自己的夢想，格瓦拉－阿吉雷在有了自己的研究所後，希望能夠在《新英格蘭醫學雜誌》上發表文章，開始尋找靈感的來源，他想起了小時候住在厄瓜多南部的農村時，看到一群數量不少的侏儒，這些人臉很小、鼻梁塌陷而且頭髮稀疏，下意識告訴他這些人應該是染色體上有缺陷。

想必他的爸爸是非常有錢，資助成立的是一個內分泌的研究所，格瓦拉－阿吉雷又回到那個農村，找到了將近 100 位左右的侏儒來研究，經過儀器的分析發現，這些人確實是在 DNA 上有突變，就是在調節接受生長激素受體的位置上發生問題，使得生長激素早早失去作用。

上述的題目絕對是個可以窮盡一生來研究的醫學課題，不過在這些病人身上格瓦拉－阿吉雷又有驚人的發現，雖

然研究樣本為數不多，但是從流行病學的角度來看，發現這些人少有糖尿病及癌症——因為厄瓜多人糖尿病的罹患率是 5%，有高達 17% 罹患癌症（此病又叫萊倫氏症候群，Laron Syndrome）。

另外還有一個更有趣的現象是，這些生長激素調節失能的人也比較胖，顛覆了他心裡原來的想法：不是說肥胖是現代文明病，而且是糖尿病、甚至可能是癌症的風險因子嗎？

當然最後格瓦拉－阿吉雷還是在《新英格蘭醫學雜誌》上發表了文章，不過已經超過了與父親賭注的時間，但是沒有停止對他的資助，至於 10 年後有沒有繼續，並沒有任何紀錄可以說明，不過你可以在網路上查到格瓦拉－阿吉雷的資歷，有了如此精彩的研究題目和努力，他最後回到基多中央大學（Central University in Quito）內科系擔任內分泌學講師，1996 年擔任厄瓜多副總統的科學顧問和聯合國兒童基金會顧問，隔年成為衛生部長科學顧問。

這件事給我的想法是有理想固然重要，但是有個富爸爸更重要！

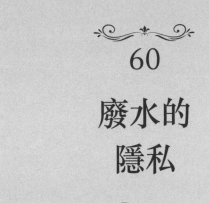

60

廢水的
隱私

　　臺灣的中央流行疫情指揮中心於 2021 年 7 月 16 日發布的新聞稿指出：為配合世界衛生組織（WHO）推動的根除小兒麻痺病毒之環境監測調查計畫，且為防堵國際疫情威脅與國內疫苗預防接種政策的改變，疾病管制署自 2012 年 7 月起即建立環境監測系統，透過從污水處理系統收集而來的污水樣本，檢測一個群體中是否有來自未知病患的小兒麻痺病毒，用以評估環境中野生株及疫苗株小兒麻痺病毒的流通

傳播。自 2020 年 1 月起，因應 COVID-19 疫情，於前揭計畫下加驗新型冠狀病毒（SARS-CoV-2）。

上述的污水處理系統檢測（Wastewater-Based Epidemiology, WEB），不容否認是監控流行病一種可行的方式，可是越來越多的證據顯示，其無限上綱的手法，讓很多人權組織開始覺得它侵犯到了民眾的隱私權。

WEB 的方法在 19 世紀末就有學者提出，例如在 1887 年成立於美國波士頓北方的勞倫斯研究站（Lawrence Experiment Station），生物學家埃德溫·喬丹（Edwin Oakes Jordan）就與工程師合作，試著培養出下水道細菌的成分，藉以改善處理污水的方式。

時序來到 20 世紀，傷寒流行的加拿大不列顛哥倫比亞省（British Columbia）為了要找出感染源，打開了下水道培養細菌，終於找到了一位 59 歲的女性帶原者，結果她成為眾矢之的，不僅被迫切除膽囊，而且終身不得從事處理食品的工作，原本生活平靜的她從公民變成賤民，被人指指點點，已經無法在公開場合處理這種尷尬的情況。

因為 WEB 太好用了，超出疾病監測範圍的工作也越來越多，例子不勝枚舉。有科學家們利用廢水數據來追蹤藥物使用模式，了解社區居民喝了多少咖啡和酒，並透過分析

DNA 來顯示城市中種族血統的多樣性；在澳大利亞，執法機構檢查污水，看打擊芬太尼和甲基苯丙胺走私是否影響了消費率；另外還有新聞報導，在中國中山市，警方利用廢水分析追捕一家非法毒品製造商。

不容否認，WEB 在流行病學上的貢獻是巨大的，不管是剛剛提到的傷寒，還是小兒麻痺病毒，甚至是霍亂，世界各國政府都有因為它遏止了大規模流行病的產生，廢水分析是保護公眾健康的有力工具，其悠久的歷史反覆證明了該技術的實用性及其潛在危險分析，科學家們已經了解將廢水中的病原體追蹤回無症狀攜帶者可能帶來的好處和危害。

可惜為了防範犯罪，各國政府將其擴大使用，激起了法律分析師和人權專家警告，不要讓它在沒有足夠監督的情況下悄悄地變得無處不在，就像面部識別和網路跟蹤等其他監控技術那樣，要將這種研究加入在醫學研究倫理的範疇以內。

還好目前臺灣的 WEB 似乎沒有超出疾病研究的範疇，至於有沒有偷偷幹一些什麼事，大概我們也不知道。

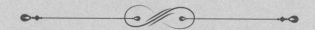

61

雞尾酒療法，
混合多種機轉的藥物

愛滋病的治療是有名的雞尾酒療法，意思就是混合多種抗病毒的製劑，讓療效達到合理的組合。這種混合各種不同機轉的藥物來治療患者並非是愛滋病獨有，運用在其他疾病的例子也是不勝枚舉，例如對於癌症末期患者的止痛需求，把各式藥物混在一起使用不僅可以增加療效，而且讓藥物的副作用能夠降低。

眾所周知癌症末期的患者大多遭受疼痛所苦，尤其是因

為骨頭轉移造成的不適，常常讓鐵錚錚的漢子變成跪在止痛劑面前的乞丐，面對這種情形，現代的醫師大都會循序漸進控制嗎啡類藥物的用量，希望能夠在臨終前才成為主力，避免患者在沒有死亡前就變成毒蟲，或是因為它的副作用而提早死亡。

不過在以前的醫療並不是這麼認為，尤其在癌症的診斷開始明確之後，總有些醫師不希望患者受苦，一開始就 show hand 亮出王牌，最有名的例子就是布朗普頓雞尾酒（Brompton Cocktail）。

在 1896 年，服務於倫敦的皇家布朗普頓醫院（Royal Brompton Hospital）的外科醫師赫伯特‧斯諾（Herbert Snow）發明了上述的處方，其設計的理念是將嗎啡（morphine）及古柯鹼（cocaine）混用以提升止痛的療效，並抵銷其副作用，因為嗎啡會讓人渾渾噩噩、精神不繼，而古柯鹼具有提神的效用；當然為了促進藥物的混合，布朗普頓雞尾酒內還混有高單位的酒精（有時以杜松子酒代替），同時為了掩蓋藥物本身難以下嚥的苦澀味，櫻桃糖漿是不可或缺；另外，當患者疼痛難以入眠時，麻醉藥氯仿（chloroform）也在此配方中混用。

由於布朗普頓雞尾酒的止痛效果不錯，所以該醫院甚

至將他的配方進行標準化，之後不止用於癌症末期患者，胸腔手術後的患者也採用它來止痛，所以在 1920 年代到二次世界大戰之間，歐美各家醫院競相仿效，都有自己不外傳的獨家祕方，不過在 1980 年代之後漸漸式微，原因是嗎啡及古柯鹼成癮機率及副作用都較高，漸漸被效力更強、副作用較小的藥物諸如二氫嗎啡（Dihydromorphine）或氫嗎啡酮（Hydrimorphone）所取代。

疼痛治療專家大衛・克拉克（David Clark）對布朗普頓雞尾酒療法的消失最有感，他認為這種情形的出現，是對於臨終關懷的照顧，把藥水混合那種帶有長生不老的聯想方式，改變為理性思維的現代實證醫學考量，畢竟如同前面我所講的，一開始就讓患者陷於高強度止痛劑的使用，可能原本要讓患者輕鬆死亡的美意，變成是加速死亡的元兇。

62

美國最後的女吸血鬼，
德古拉靈感來自於她

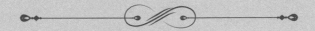

　　19 世紀後期的美國羅德島（Rhode Island），說它窮山惡水也不為過，內戰蹂躪了這個地區，在戰爭中僅存下來的年輕人大多離開了家鄉去尋找更好的機會，而留在這裡的人只能夠在貧瘠的土地上求生存，自然營養不會太好。

　　1883 年羅德島上喬治‧布朗（George Brown）一家遭受某種神祕疾病的侵襲，他的老婆瑪莉‧伊莉莎‧布朗（Mary Eliza Brown）首先在該年的 12 月去世，不到 7 個月，他的

女兒瑪莉‧奧立夫‧布朗（Mary Olive Brown）不幸病逝，沒過幾年他的另一個女兒梅西‧莉娜‧布朗（Mercy Lena Brown）也跟著前面的兩個人一樣向死神報到。

喬治有 3 個小孩，兩個女兒跟老婆死亡之後他異常的恐慌，尤其是僅剩的兒子愛德溫‧布朗（Edwin Brown）最後病倒了，更是徬徨無助，雖然帶去看了醫生，只得到無能為力的答案，於是他求救了鄰居，最後同意用古老的療法來治療自己的兒子。

古老的療法其實就是認為死去的那 3 個人之中有人是吸血鬼。當時的人們相信，吸血鬼與他們在世的親屬之間有精神聯繫，在不離開他們的墳墓情況下也能接觸到受害人。

於是在 1892 年的 3 月，羅德島的公墓開始了一項挖掘行動，布朗家先前死去的 3 個人被村民從墳墓裡挖了出來，結果發現梅西的屍體並沒有腐爛，而且穿刺皮膚之後甚至有血滴流出，一位當地的醫師目睹這種情形，對於無知的村民們耐心解說，認為是寒冷的天氣將她的屍體保存，但是這些人被恐懼籠罩聽不進去，取出了梅西的心臟，將其焚燒在附近的一塊岩石上，愛德溫據信也喝下了與焚燒物混合的水，不幸的是這種療法沒有用，一段時間後他也死了。

根據民俗學家麥克‧貝爾（Michael Bell）的說法，挖

掘死者屍體以制止吸血鬼邪惡行為的做法很可能是由來自東歐和德國的江湖郎中引入新英格蘭的。貝爾說，一個線索是1784年康乃狄克州威靈頓一家報紙上發表的一封致編輯的信，信中一名鎮官員抱怨有位外國庸醫提倡一種儀式，誘使一名鎮民挖出他的孩子們兩具屍體，以治療自己的疾病。

如果了解當時羅德島的居民在貧困的環境下容易罹患的疾病，肺結核便是這一家人無法抵抗的吸血鬼，對於這種疾病的無能為力讓江湖術士的古怪療法得以橫行，現在的我們似乎覺得不可思議，不過在當時確實能達到某種安撫民心的力量。

這也無怪乎布拉姆・斯托克（Bram Stoker）可能正是以這些恐懼為食，在1897年出版了他的小說《德古拉》（Dracula）。他將吸血鬼角色描述為擁有人體的幽靈，它們在夜間離開墳墓吸食活人的血液，在彼岸的美國，令人恐懼的吸血鬼以一種不那麼奇幻但仍然令人恐懼的形式出現。

如果你到羅德島旅行，梅西被稱為美國最後的吸血鬼，她的墓現在是觀光景點——它的存在標示著人類對於疾病無知的反擊，不只可笑也令人同情。

63

最早的抗生素，
古埃及人喝啤酒能治病

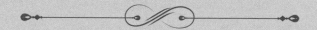

　　講到最早的抗生素，大家都一定會提到弗萊明（Alexander Fleming）發現的青黴素（Penicillin），但生物人類學家的考古研究發現，在很早之前人們雖然不知道如何對抗感染，也不知道細菌是什麼東西的時候，抗生素的成分就存在他們的飲食。

　　故事的主角是亞特蘭大埃默里大學（Emory University）的喬治・阿米拉戈斯（George Armelagos）教授，他在 1963

年開始便於非洲挖掘生活在公元前 350 到 550 年間的努比亞人（Nubian），利用他們的木乃伊作為研究對象，最初的目標是研究這些人是否有骨質疏鬆的現象，但在多年的考察之後，卻在紫外線下用顯微鏡觀察這些古代骨骼樣本，看到裡面有像是四環素（Tetracycline）的東西——它是在 1950 年代以後才發現的抗生素。

阿米拉戈斯的團隊將此發現的第一份報告於 1980 年發表在《科學》（Science）雜誌上，但是卻遭到多方面的質疑，於是他們溶解了骨骼樣本並從中提取四環素，樣本清楚地表明這種抗生素嵌入骨骼內，並非環境污染的結果。

上述的樣本還清楚的顯示，古代努比亞人消耗大劑量的四環素，超過了今天常規控制嚴重「痤瘡（即青春痘）感染」的每日劑量，這份追加報告獲得了《美國體質人類學雜誌》（American Journal Physical Anthropology）的青睞並刊登。

為了探究這些古代努比亞人為何攝入那麼多四環素，研究小組便模擬他們當時的飲食條件，試圖找出其來源。

四環素的來源是一種鏈黴菌所產生，它在土壤中很常見，為了和周遭的細菌競爭，它便產生了四環素，而這種鏈黴菌很容易污染努比亞人儲存的穀物，問題是將這種發霉的穀物煮來吃，或是做成麵包時，只有少量的四環素會吃下

肚，於是研究小組將眼光放到另一項他們不可或缺的飲食來源——啤酒。

透過模擬當時粗糙的環境下所釀造出的啤酒，研究小組發現鏈黴菌感染過的穀物在發酵中會釋出大量的四環素，據此可以找到這些努比亞人骨頭裡為何有四環素囤積的關聯，另外在嬰兒的檢體中也有相同的情形。

臨床藥理告訴我們，四環素可以藉由母乳傳遞給嬰兒，而且在努比亞人 4 到 6 歲小孩骨骼檢查中發現，這種四環素的沉積激增，阿米拉戈斯教授推斷，啤酒應該也被當成嬰兒斷奶之後的重要食品。

並非只有阿米拉戈斯的團隊有這樣的發現，學者范・格文（Van Gerven）在同一時期的埃及南部木乃伊中，也發現他們的骨骼樣本有四環素沉積，表明了啤酒在古埃及時代不僅是重要的飲品，也呼應了它在莎草紙中能夠作為藥物使用的說法。

看來啤酒在古代不僅是乾淨的飲料，而且是重要的熱量來源，阿米拉戈斯等人的研究顯示，它以另外一種方式，默默保護著飲用它的人，所以當有學者提出在黑死病橫行的歐洲中世紀，當時流行的啤酒文化，讓數以萬計的人免於死亡的威脅，應該不是玩笑話。

64

俄國作家
契訶夫的死因

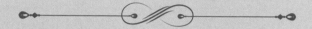

　　安東・契訶夫（Anton Chekhov）是 19 世紀末到 20 世紀初俄國有名的小說家與劇作家，他其實是一位醫師，但出於對寫作的愛好，反而在本業之外發表了許多膾炙人口的作品如《六號病房》、《櫻桃園》、《心碎之家》及《海鷗》等等，據信列寧在讀了他的作品之後才立志成為革命家。

　　1884 年契訶夫從醫學院畢業就開始治療農民及貧苦的俄國人，從他的生活紀錄裡發現，此時也因為罹患肺結核而

開始有咳血的現象，但是它並沒有影響作家豐沛的創作力，一直伴隨他偉大的作品出世而活著。

名氣越來越大之後，契訶夫財富與日俱增，甚至可以在莫斯科附近買了一個很大的莊園來養病，不過其病情越來越嚴重，卻無妨他和年輕的女性交好，1901 年契訶夫和小他 8 歲的奧爾加·尼普（Olga Knipper）祕密結婚，但 3 年後這段戀情以他的死亡告終。

1904 年的 6 月，契訶夫前往一家德國的水療中心養病，他寫了一封信向姊姊及母親說明自己的健康狀況正在好轉，但實情是咳血不斷困擾著他，厲害時血液和唾液會濺到衣服和床單上面，這些為日後的科學家找出他死因而鋪路。

在同年的 7 月 15 日契訶夫的妻子奧爾加生動描述他死前的狀況，讓後世的文學家可以利用這一段做創作的根源，所以它多次被重述、修飾及虛構，例如卡佛（Carver）在 1987 年的短篇小說《差事》便是一例。

幾乎所有人都不會懷疑契訶夫是死於肺結核，但是以蛋白質殘留作為研究對象的化學家皮埃爾·喬治·里蓋蒂（Pier Giorgio Righetti），卻從契訶夫死前那些沾滿血跡、痰液的衣物上找到不一樣的證據。

里蓋蒂也是一位文學愛好者，他在一些俄羅斯研究生

的建議下，開始閱讀契訶夫的作品，不過在 2017 年接受請託，把愛好從頁面上的文字轉移到作者的身上，取下他臨死前留在衣物上的跡證做蛋白質分析。

　　不出所料，結核分枝桿菌在契訶夫的衣服上留下了痕跡，這樣看似簡單的答案符合了之前人們的認知，契訶夫死於肺結核應該是沒有問題。不過在相同地方採集的樣本所做的化學標記，研究人員發現了一種名為 ITIH4 的蛋白質，它是在血塊凝集反應時產生的，在中風過世的病人身上經常可以發現，這能夠推斷契訶夫死亡的直接原因，並非是肺結核感染引起的心肺衰竭或窒息，可能是其腦血管病變，讓作家腦部血液供應急性阻塞而喪命。

　　契訶夫死因雖廣為人知，但里蓋蒂的研究顛覆了大家的想像，如同契訶夫的死成為後世文學創作的發想，我們也可以說，他的死是化學真理照亮了「哥特式」的文學場景：當一隻倒霉的飛蛾撲打在一盞燈上時，一個巨大的血凝塊熄滅了劇作家自己的光芒。

65

酒精
到底能不能治病？

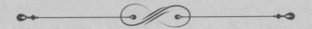

　　知名的藥理學知識網站「藥房時代（Pharmacy Times）」
問了讀者一個問題：19 世紀極地探險家用什麼來治療低體
溫？相信聰明的讀者一定知道答案，就是白蘭地（brandy）
——它如果不加任何前綴詞，指的就是葡萄酒的蒸餾酒，通
常酒精度可以高達 60% 左右；如果不是葡萄酒製作的白蘭
地，則需要在名稱放上該基底酒的名稱，如白桃白蘭地、草
莓白蘭地等等。

在實證醫學還沒有導入治療的 20 世紀前，南極英雄探險時代（1887-1922 年）的文獻中多次提及「藥用」的白蘭地，例如英格蘭的探險家威爾遜（Wilson）談到他的第一次南極探險時就是說道：除了一小罐白蘭地以備不時之需外，雪橇旅行不帶酒；在 1898 年到 1900 年南十字星探險隊（Southern Cross expedition）的柏納基（Bernacchi）也在日記中抱怨領隊喝光了所有的白蘭地，而且認為除非醫師還保有一瓶白蘭地，否則在接下來的探險他們沒有任何一滴白蘭地可以用於醫療的目的。

　　上述的兩個例子可以告訴我們，不只用來治療低體溫，歐洲古老的醫學裡面，高濃度的酒精飲品是醫師的良伴，除了體溫過低之外，還可以用來治療昏厥、出血、難產，甚至是平時身體的保健用品；甚至在 1902 年知名的醫學期刊《柳葉刀》的一篇文章中說到：從醫學的角度來看，白蘭地被普遍認為優於所有其他烈酒……有一些人認為刺激和恢復作用主要與酒精有關，但毫無疑問這些作用會增強或減弱，主要是其他米類物質的比例更大或更小──這句話我也看不懂在寫什麼？

　　這也無怪乎在 19 世紀後期當葡萄感染根瘤蚜害蟲以後，白蘭地的供應出現問題，其他烈酒被冒充販賣，問題大

到醫學期刊《柳葉刀》的編輯成立了一個委員會來研究這個問題，迫使一家製藥公司監督白蘭地的製作，將他們分裝成小瓶才可以在藥房販售，所以這時候你在英國醫學雜誌上看到白蘭地的廣告也不要太驚訝（如圖 24），尤其它上面說道：沒有其他白蘭地比純葡萄白蘭地更符合醫療需求。

從上述的說明我們可以發現，為何當時參與製作白蘭地的僧侶們，可以自由地將它們送到歐洲教會控制的任何一個角落，甚至梵蒂岡的醫師還把它當做教宗的保健用品。

讓我們回到之前的問題：白蘭地真的可以治療低體溫

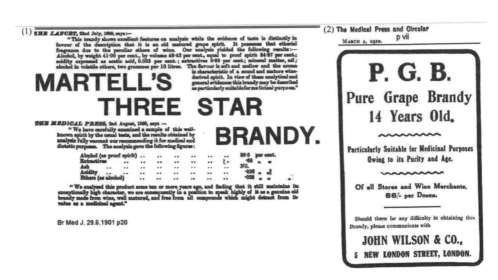

圖 24　醫學期刊《柳葉刀》上的白蘭地廣告。

嗎？其實這是錯誤的觀念，在高酒精度喝下肚的一瞬間當然會感到胸口及胃部灼熱，但事實上並不能幫助人們從低體溫中恢復過來，因為會讓飲用者血管擴張，在喝下它一段時間之後反而會降低體溫。

　　目前對於白蘭地是否能促進身體健康仍存在著爭議，但不管它帶來的好處是什麼，相信腸胃科的醫師一定會舉雙手反對，畢竟高酒精度的飲品對於肝臟的傷害是無庸置疑的。

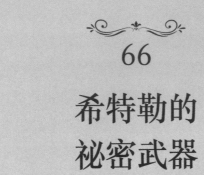

66

希特勒的
祕密武器

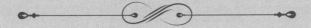

　　1930 年代中期德國農業面臨病蟲害的問題，當時納粹
政權必須從國外進口昂貴的殺蟲劑來解決，為了鞏固糧食的
收成以及不想受到外國的農藥宰制，政府便求助於生產阿斯
匹靈聞名於世的拜耳公司，希望它能夠替德國的農業盡一份
心力。

　　所以在 1930 年拜耳公司的植物小組保護負責人格哈
德・施拉德（Gerhard Schrader）便接到來自政府部門的任

務，希望他發展出一種便宜的殺蟲劑，以殺死破壞德國農田和果園的象鼻蟲，於是透過將磷與氰化物混合，施拉德卻找出了一種毒性太大而不能用於農業目的的物質。

根據喬納森·塔克（Jonathan Tucker）為施拉德所寫的傳記中描述，他所合成的第一種殺蟲劑雖然效力很強，可是在操作中不小心，施拉德及其研究團隊碰觸到了它而中毒，所有人很快就頭痛欲裂、呼吸困難，瞳孔也縮成了一個小點，施拉德覺得自己看起來像個殭屍，為此他不得不停止工作，在醫院裡休息了三個星期。

拜耳公司將這種合成的殺蟲劑向政府報告，部隊裡的科學家分析這種化合物時，發現它更適合當作戰爭的武器使用，於是取名為 Tabun ── 隱含了「禁忌」的意思。和當時在戰場上已經使用過的芥子氣做比較，Tabun 在 20 分鐘內可以發揮它最大的效果，而芥子氣通常要數小時甚至數天，納粹政權對施拉德的工作印象深刻，為此還發了大約美金兩萬元的獎金給他。

病癒後的施拉德再接再厲，和其他三個人發展出更厲害的毒氣沙林（Sarin）──它的命名是以這五個人的名字的縮寫而來，分別是施拉德的 S、化學家奧托·安布羅斯（Otto Ambros）的 A、格哈德·里特（Gerhard Richter）的 R，以及

漢斯－於爾根・馮德林德（Hans-Jürgen von der Linde）的 IN。

結果沙林的配方於 1939 年年中送到了德國陸軍武器辦公室的化學戰部門，該部門下令將其投入大規模生產以供作戰時使用，在第二次世界大戰結束前便建立了試點工廠，將它與炸彈結合，估計德國納粹大概製造了 500 公斤到 10 噸之間的沙林毒氣。

儘管做了許多毒氣炸彈，如 Tabun、沙林，甚至之後效力更強的梭曼（Soman），希特勒卻始終沒有將它們投入戰場，最後甚至銷毀不及落入了盟軍的手中，有人說是因為希特勒在第一次世界大戰受到毒氣的傷害而拒絕使用在戰場上。

根據歷史學家伊恩・克蕭（Ian Kershaw）的考證描述，希特勒在 1918 年 10 月 13 日到 14 日夜間的戰爭中受到了芥子氣的毒害，他暫時失明且必須靠著同志解救到醫院救治，所以這樣的經驗讓他對毒氣持保留的態度。

不過我卻抱持不一樣的看法，希特勒應該是有兩個考量而不輕易使用毒氣戰：第一個是怕盟軍也有相同的東西來報復，第二個是怕使用毒氣之後，部隊占領這個地方可能受到傷害。為什麼呢？如果他這麼有同理心，在猶太人的集中營裡，他又為何放任那裡的部隊使用另一款殺蟲劑「齊克隆 B」做大屠殺呢？

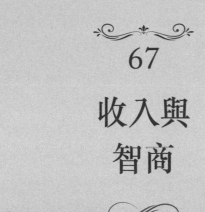

67

收入與
智商

　　相信讀者們和我一樣有個共同的疑問，那就是世界上重要企業的領導人雖然收入很高，但如果回溯他們的人生，為什麼他們在課業上都不是頂尖的？用一個簡單的算式來講，智商最高的不見得在日後可以有最高的收入——這樣的疑問終於在最近有研究人員將它量化，發表在 2023 年歐洲《社會學評論》（*The Sociological Review*）的雜誌上。

　　研究的背景在瑞典，因為該國是實施徵兵制，青年男子

在入伍後必須接受深度認知能力測試，研究人員使用了 1971 年到 1977 年，以及 1980 年到 1999 年間接受評估男性的數據，並將它與之後政府數據中的平均年收入做勾連判讀。

正如大部分人所看到的一樣，研究人員發現認知能力高與高收入有密切相關性，不過對於收入最高的 5% 的人來說，這些人的認知能力趨於平穩，甚至有略微下降的趨勢，文章在結論時說道：超過一定的工資門檻，擁有更高的工資不再說明認知能力的關聯。

上述的結論其實有很多解釋，該篇文章的研究人員提到兩個，一是運氣、二是家庭資源，對於前者當然我們沒有可以置喙什麼，對於後者也是——我們常常看到的富二代，沒有很高的學歷，但是可以掌控父執輩留下來的資源，當然跟認知能力沒有什麼相關性。

不過文章中還提到了一些觀點值得我們深思。例如對認知要求高的工作通常吸引更聰明的人，但薪水不一定最高，這點在美國很常見，普遍認為教師所提供的服務報酬過低。

另外一個可能的因素是工作上的野心，具有高認知能力的人他們傾向賺取高薪，但是通常不會為了更多的錢而加倍努力工作，特別是額外的努力會犧牲掉自己和家人共度的時光，這一點呼應了前幾年瑞典流行的「lagom 哲學」——鼓

勵努力找到工作與薪水平衡點，而不是不斷的追求更多。

　　最後還要談到另一個焦點，文章提到先前的研究顯示，最聰明的人有時缺乏情商，缺乏識別自己和他人的感受，以激勵自己以及在工作中很好地管理情緒的能力：這樣的論述是否公平呢？講白一點就是聰明的人比較自私，相信有很多人會忍不住反駁，但研究歸研究，每個人都有自己的論點。

　　最後我想替這篇文章做一個註腳，那就是認知能力高的人應該都可以得到較高的薪水，而且能走得更久更遠；至於那些職場上收入最高的人，雖然看起來可以得到多數人的尊敬，但可以確定的是他們並非最聰明的人，又或是說，以認知能力分高下，理論上不值得這一份薪水，希望這樣說不要又得罪人了。

68

煤氣燈
效應

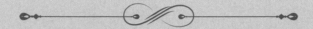

　　2022 年年底韋氏字典（Merriam-Webster Dictionary）的特約編輯彼得・索科洛夫斯基（Peter Sokolowski）接受美聯社的獨家專訪說道，「Gaslighting（煤氣燈效應）」一詞，在該公司網站上搜索的次數比前一年多了 1740%，他非常驚訝這個詞在英語的使用中速度如此之快，尤其是在過去 4 年裡常常被提及。

　　韋氏字典對於「煤氣燈效應」的定義是對於一個人長時

間心理操縱，導致受害者質疑他們自己的想法、對現實的感知或記憶的有效性，通常會導致混亂、迷失信心和自尊的影響，對其個人情緒或精神穩定性產生不確定性，以及對其操縱者的依賴。

「煤氣燈效應」起源於 1938 年的舞臺劇《煤氣燈下》（*Gaslight*），後來被改編成電影，故事中的男主角藉由環境中的小細節來操縱妻子，例如在家裡故意讓煤氣燈緩緩變暗，同時又假裝什麼都沒有改變；又或找東西時發出巨大的聲響及自言自語，不過卻對妻子說什麼都沒發生，如此的反覆操弄之後，無法分辨正常與否的妻子被男主角認定是瘋了，打算讓她進入精神病院。

經過幾十年的發展，「煤氣燈效應」變成行為心理分析的一個重要詞彙，最後甚至被廣泛應用於政治操作手段上，美國總統川普就是箇中老手。他在整個執政期間，以及 2020 年的總統大選階段，頻頻出招來影響群眾的認知，例如散布「郵寄投票詐欺（mail-in voting fraud）」，聲稱民主黨總統候選人拜登被「處於黑暗陰影中的人」祕密控制，並描述了一架神祕的飛機「滿載穿著深色制服的暴徒」等語不驚人死不休的言論，雖沒有得到全民認同，不過在支持者間卻是引發強烈的共鳴，有精神分析師認為前面韋氏字典

「煤氣燈效應」的搜尋增加，川普功不可沒。

　　另外在 2021 年王姓歌手與其妻子李小姐的家事糾紛中，如果大家仔細閱讀李小姐的第二篇控訴文，就會發現她提到一句很關鍵的話，「你婚前、婚後的所作所為都是社會問題」，也帶入了情緒操控、情感霸凌的字眼，從文中可以嗅到，李小姐似乎在反抗王先生長久以來的「煤氣燈效應」操作手法。

　　我提到的兩件例子，大家看起來可能事不關己，不過臺灣的現況，確實是「煤氣燈效應」發展的溫床，因為頻繁的選舉文化，以及藍綠造成的對立，已經產生不少政治的同溫層，為了維持它的溫度，激烈的言語已經是常態，相信你們可以發現有很多政治人物已經是這種操作手法的高手。

　　你問我怎麼辦？其實我並不擔心，選民在最後的關頭還是有不少人保有理智，否則你也不會看到在 21 世紀的臺灣政治版圖上，已經有多次政黨輪替的現象。

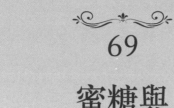

69

蜜糖與
毒藥

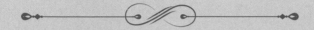

MDMA（學名 3,4-Methylenedioxymethamphetamine，即 3,4- 亞甲二氧甲基苯丙胺），曾經是惡名昭彰的搖頭丸（Ecstasy）代表藥物之一，在最近幾年因為對某些精神疾病有一定的療效，讓它又成為新聞報導的焦點。

MDMA 是 1912 年由德國化學家安東·科利施（Anton Köllisch）替德國默克藥廠所合成，當初的目的是因為對手拜耳公司已經合成了一種抗出血藥物，科利施接到了上級的

任務，希望在不侵犯對手的專利情況下，能夠做出類似的藥物。

上述的任務最後以失敗告終，不過在製程中有一種中間的化合物引起了科利施的注意，就是大家熟知的 MDMA，可惜它的藥理機轉不是很明確，所以默克的高層沒有很高的興趣，但還是替它申請了專利，缺了下一步積極的動作。

1927 年默克藥廠又回頭檢視了 MDMA，這次由化學家馬克斯‧歐布林（Max Oberlin）主導研究，發現它對交感神經系統有影響，尤其是對平滑肌的收縮及血糖兩方面最大，可惜將它成為某種特定療效的藥物一直找不到突破點。

第一次將 MDMA 作為藥物使用的是美國中情局，在其想利用藥物控制人的心智計畫「Ultra MK」中，它以代號 EA-1475 被納入毒理學的研究，最後因計畫終止而沒有進一步的結果。

情況來到 1970 年代有了改變，一些精神科醫師將 MDMA 作為治療的藥物，結果患者的反應不錯，變得願意分享經驗，也讓心理治療的過程比較順遂，醫師們替它取了個綽號「亞當（Adam）」，服了此藥的患者似乎又回到了一種天真、無辜的狀態。

結果在雅痞時代興起時，因為 MDMA 和 LSD 相比，

其藥效溫和且危險較低，於是便成為派對中大家常常選擇的藥物，它被暱稱為搖頭丸或是莫莉（Molly），帶起了另一波毒品使用的風潮，所以在美國 80 年代的毒品戰爭中，MDMA 在「受控物質法（Controlled Substance Act）」中被列為濫用性高的「附表一（Schedule 1）」毒品。

儘管被美國政府睜大了眼睛管控，還是有不少精神科醫師對 MDMA 抱有濃厚的興趣，尤其在 2016 年開始有人用它治療「創傷後壓力症候群（PTSD）」，再加上輔以認知治療後，有不少患者可以大大減輕症狀甚至痊癒，甚至在 2021 年《自然醫學雜誌》（*Nature Medicine*）期刊中，加州大學的教授群發表了它治療 PTSD 第三期臨床藥物實驗報告，結果也證實了前述的觀點，綜合了多方的研究使得 MDMA 在 2023 年可能成為合法精神科治療藥物之一。

MDMA 的華麗轉身正符合了一句英文諺語：「One's meat is another man's poison （我的蜜糖可能是你的毒藥）」，不過大夥兒不要據此對搖頭丸有不正當的幻想，畢竟 MDMA 只是搖頭丸的代表藥物，並非它們的全部。

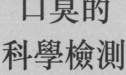

70

口臭的
科學檢測

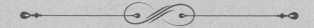

　　口臭對於牙膏及漱口水的廠商而言是很好的宣傳材料，尤其是早上睡醒後的第一口氣特別明顯，經過很多研究顯示，由於睡眠期間唾液分泌下降，讓口腔內正常菌落的代謝物無法有效排除，所以這時候的一個哈欠，化學家德瑞克（Derek）開玩笑說是腐屍的味道，爆開了一顆生化炸彈。

　　口臭大部分的成因是細菌產生，這方面研究通常是以口腔疾患如牙周病、牙齦炎等等的對象最多，不過在 2022 年

赫爾辛基大學做了一個很有趣的實驗設計，找到了 30 位沒有牙齒問題的志願者（男女各占 15 位），同時也排除有其他糖尿病或腎臟病的慢性病史，將他們早上呼出的氣來做研究。

所有的參加者都會採集一份早上睡醒後的呼吸樣本，以及刷牙後的樣本，沒有人被指示任何特別刷牙的方法，以免影響實驗的結果，他們被要求屏住呼吸 5 秒，然後透過一次性單向吸嘴向收集袋中呼氣，直到袋子裝滿，由此收集來自口腔、氣管、下氣道和肺泡的呼吸氣體混合物，所有呼吸樣本在採集後 8 小時內進行分析。

這次的研究算是滿大陣仗的，使用商用 PTR-ToF-MS 儀器（PTR-TOF 1000，Ionicon）分析呼吸樣本，它使用化學電離來測量氣體濃度，最低可以測到萬億分之一，結果有將近 35 種氣體被檢測出來，其中以甲硫醇（methanethiol）及二甲硫醚（dimethyl sulfide）等硫化物占的成分最多，也呼應了之前科學家的發現，甲硫醇是口臭最大的元兇。

甲硫醇是什麼呢？它在常溫常壓下為無色氣體，有爛白菜氣味，因此常被加進天然氣以提醒不正常漏氣現象，它可以在人類的血液和腦中發現，也散在其他動物以及植物組織中，尤其存在於某些食品，像堅果和起士——這也說明了，

在吃那些食物時，有很多人無法忍受。

　　這篇研究的重點其實並不是氣味，而是產生這些氣味的來源和許多牙齒疾病的細菌有著很強的關聯，說明一個人如果沒有好好注意口腔保健，原來存在嘴巴裡的菌落就會作怪，不僅產生難聞的氣味，最後會影響牙齒的健康。

　　看到這樣的研究倒也不必擔心，因為在刷過牙之後有三分之二的甲硫醇就會被去除，至於其他的味道可能只有10%去掉——雖然只有30個人的樣本，但也不乏稀奇古怪的東西，例如醋酸（與醋有關）、乙醛（聞起來像青蘋果）、氨水和異戊二烯來增添淡淡的橡膠味，研究團隊的結論認為這和受測者前一天的食物有很大的關聯性。

　　希望這篇文章能提醒大家，適時而正確的刷牙是口腔保健的重要方式之一，也能減少口臭的發生，避免人際關係上受到阻礙。

71

疾病治療的希望，
提煉石油的化合物

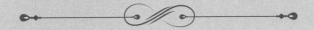

　　美國總統川普得到新冠肺炎的時候接受了一些試驗性的療法，這其中包括了所謂的「單株抗體」，它聽起來似乎有些酷炫，不過這樣的技術早在 1974 年就發展出來了，而且 1984 年的諾貝爾生理獎，就頒給發明此種方法的三位學者，但內行的人都知道，在實驗室做出單株抗體的是其中一位德國學者喬治·科勒（Georges Köhler）。

　　在瑞士巴賽爾免疫研究所的博士論文中，科勒研究了

免疫系統的強大多樣性，證實小鼠可以針對外來蛋白質的單位點產生一千多種不同型態的抗體，當他想進一步做些什麼的時候，聽到了英國劍橋大學分子研究所米爾斯坦博士（Milstein，也是 1984 年諾貝爾生理獎三人其中之一）的演講，於是科勒的博士後研究就申請去向米爾斯坦學習。

科勒構思一種產生單一純抗體的細胞系，預期給老鼠注射一種強大的抗原，然後從其脾臟中提取產生抗體的白血球，然後將它們與骨髓瘤的癌細胞融合，如此希望產生針對單一注射抗原的抗體，而且癌細胞能夠讓這些抗體在試管中無限期存活，這就是單株抗體的概念。

雖然米爾斯坦不認為這個實驗可以成功，但是他讓科勒放手一搏，結果在 1974 年聖誕節科勒竟然成功了，而這個抗體與癌細胞的組合稱為「雜交瘤細胞系（Hybridoma cell lines）」，可惜的是支持該實驗室的英國政府沒有意識到該技術的非凡商業意義，沒有替這個方法申請專利，直到 1995 年科勒心臟病去世為止，他終其一生沒有汲汲營營為了該項技術而謀取自己的福利，反而兢兢業業持續在本業上面做努力。

這個故事沒有說到的是科勒到底用什麼將癌細胞和單株抗體融合在一起？答案是聚乙二醇（polyethylene glycol，

簡稱 PEG），由提煉原油的聚醚化合物中而來，它是一種親水性的分子，廣泛運用於工業與醫學用途，臨床上可以看到它是很多藥物的賦形劑，而且也因為這種特性被製成瀉藥；這幾年為了新冠肺炎開發的 mRNA 疫苗，它們被包裹在稱為脂算的油性分子氣泡中，這裡面也有 PEG 成分。

對於牙齒的疾病，研究人員還使用 PEG 將幹細胞包裹在促進牙齦癒合的水凝膠以治療牙周病，透過 PEG 讓患病部位與幹細胞交聯，以促進修復的微環境。

除此之外，讓我覺得特別驚訝的是近 10 年來對於周邊神經和脊椎神經損傷的治療，PEG 也占有一席之地，因為神經受傷而造成遠端軸突節段的變性，目前透過 PEG 與神經融合進行修復的研究技術展現了一絲曙光，雖然進度有些緩慢，但是期刊中的很多報告，科學家仍對其發展報以熱切的期望。

72

殺人
醫師

　　醫師的天職是救人，對於每個逝去的生命我們都極力地
想要挽回，所以當有些醫生做的是慘無人道的殺生工作時，
相信所有人都無法接受，第二次世界大戰期間在巴黎就有一
個醫生犯下了令人髮指的罪行。

　　故事的主角叫馬賽爾·佩蒂奧（Marcel Petiot），他在
第一次世界大戰自願從軍，不過因為受到毒氣的傷害而住
院，據記載之後產生了很多精神不穩定的症狀，所幸他又重

返前線，卻因為受傷又進療養院，結果這次他便退伍領取傷殘撫恤金。

　　更幸運的是，佩蒂奧在第一次世界大戰結束之後參加了專為退伍軍人而設的加速教育計畫，他在 8 個月內完成了醫學院的學業，隨後於精神病院實習，因而可以在 1921 年獲得醫學學位開始執業。

　　當了醫生的佩蒂奧是毀譽參半，例如提供病人足以上癮的麻醉劑、非法墮胎甚至幹起小偷的勾當，不過生性滑溜的他不只沒有被抓到犯罪的證據，還利用自己三寸不爛之舌，選上了約訥河畔維爾納沃（Villeneuve-sur-Yonne）的市長，最後因為貪污被解職而遷居到了巴黎。

　　到了巴黎之後的佩蒂奧開始販賣假證件，在醫師身分的掩護下幹得風生水起，結果在二次世界大戰巴黎被德軍占領的期間，他發現了一門好生意，就是假意替猶太人製造逃亡的證件，説可以安排他們經由葡萄牙逃到阿根廷，每人收費 25000 法郎，而這些帶了全身家當的猶太人去找他時，佩蒂奧佯稱替他們打疫苗，結果注射的卻是氰化物——保守估計他因此得到了將近兩億法郎的收入。

　　在巴黎重回法國人的控制之前，佩蒂奧甚至加入反抗軍的組織之中為未來鋪路，不過等到德國人被趕出之後，他

殺人的行為終究藏不住，因為他和同夥處理屍體的方法剛開始是丟到河裡，後來因為太多，只好在租屋處改採焚燒的方式，最後被鄰居向警方投訴，消防人員發現在地下室的鍋爐著火了，等到火滅了卻發現了不少人類的骨骸在裡面，而且還散落著手提箱、衣服和受害者的各種財產——媒體的反應也像今日一樣嗜血，各種版本的故事在歐洲報章雜誌流傳。

　　佩蒂奧開始逃亡，最後仍遭警方緝捕歸案，他向警方供稱的逃亡理由是蓋世太保找麻煩，因為他殺死了德國人和告密者，不過在法庭審判之後又有了另一套謊言，說自己是地下反抗活動的成員之一，那些在其住所被發現的骨骸是通敵者或雙重間諜，都是法國的敵人，沒有證據顯示他從事這樣的暗殺工作——法官和陪審團並不採信他的說法，最後他被判了二十六項謀殺罪而處死。

　　相信讀完佩蒂奧的故事大家會覺得很失望，不過因為是特例才會讓人如此傷感，大部分的醫師都是為了解救生命而努力，關於這點是無庸置疑的。

怪奇醫學研究所

作　　者－蘇上豪
主　　編－林菁菁
企　　劃－謝儀方
封面設計－江孟達
內頁設計－李宜芝

第五編輯部總監－梁芳春
董 事 長－趙政岷
出 版 者－時報文化出版企業股份有限公司
　　　　　108019 台北市和平西路三段 240 號 3 樓
　　　　　發行專線－ (02)2306-6842
　　　　　讀者服務專線－ 0800-231-705・(02)2304-7103
　　　　　讀者服務傳真－ (02)2304-6858
　　　　　郵撥－ 19344724 時報文化出版公司
　　　　　信箱－ 10899 臺北華江橋郵局第 99 信箱
時報悅讀網－ http://www.readingtimes.com.tw
法律顧問－理律法律事務所 陳長文律師、李念祖律師
印　　刷－勁達印刷有限公司
初版一刷－ 2023 年 6 月 16 日
定　　價－新臺幣 380 元
（缺頁或破損的書，請寄回更換）

怪奇醫學研究所 / 蘇上豪著 . -- 初版 . -- 臺北市：時報文化
出版企業股份有限公司 , 2023.06
　　面；　　公分

ISBN 978-626-353-825-2(平裝)

1.CST: 醫學教育 2.CST: 通俗作品

410.3　　　　　　　　　　　　　112006670

ISBN 978-626-353-825-2
Printed in Taiwan